HANGJIA
DAINIXUAN

行家带你选

沉 香

姚江波 ／ 著

中国林业出版社

图书在版编目(CIP)数据

　　沉香／姚江波著．－北京：中国林业出版社，2019.6
　　（行家带你选）
　　ISBN 978-7-5038-9996-6

　　Ⅰ．①沉…　Ⅱ．①姚…　Ⅲ．①沉香－鉴定－中国
Ⅳ．① R282.710.3

　　中国版本图书馆 CIP 数据核字(2019) 第 058226 号

策划编辑　徐小英
责任编辑　徐小英　梁翔云
美术编辑　赵　芳　刘媚娜

出　　　版　中国林业出版社(100009 北京西城区刘海胡同7号)
　　　　　　http://www.forestry.gov.cn/lycb.html
　　　　　　E-mail:forestbook@163.com　电话：(010)83143515
发　　　行　中国林业出版社
设计制作　北京捷艺轩彩印制版技术有限公司
印　　　刷　北京中科印刷有限公司
版　　　次　2019 年 6 月第 1 版
印　　　次　2019 年 6 月第 1 次
开　　　本　185mm×245mm
字　　　数　161 千字 (插图约 350 幅)
印　　　张　9.5
定　　　价　65.00 元

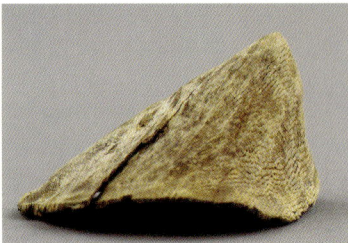

芽庄盔帽状沉香 · 越南

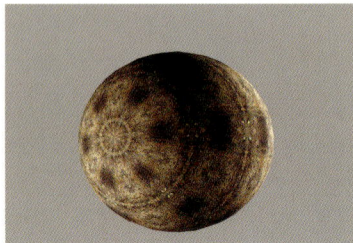

顺化沉香珠（三维复原色彩图）· 越南

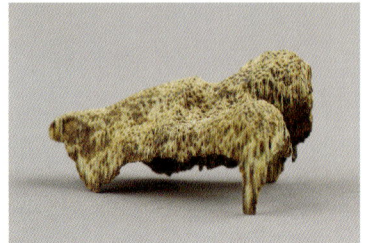

芽庄沉香摆件 · 越南

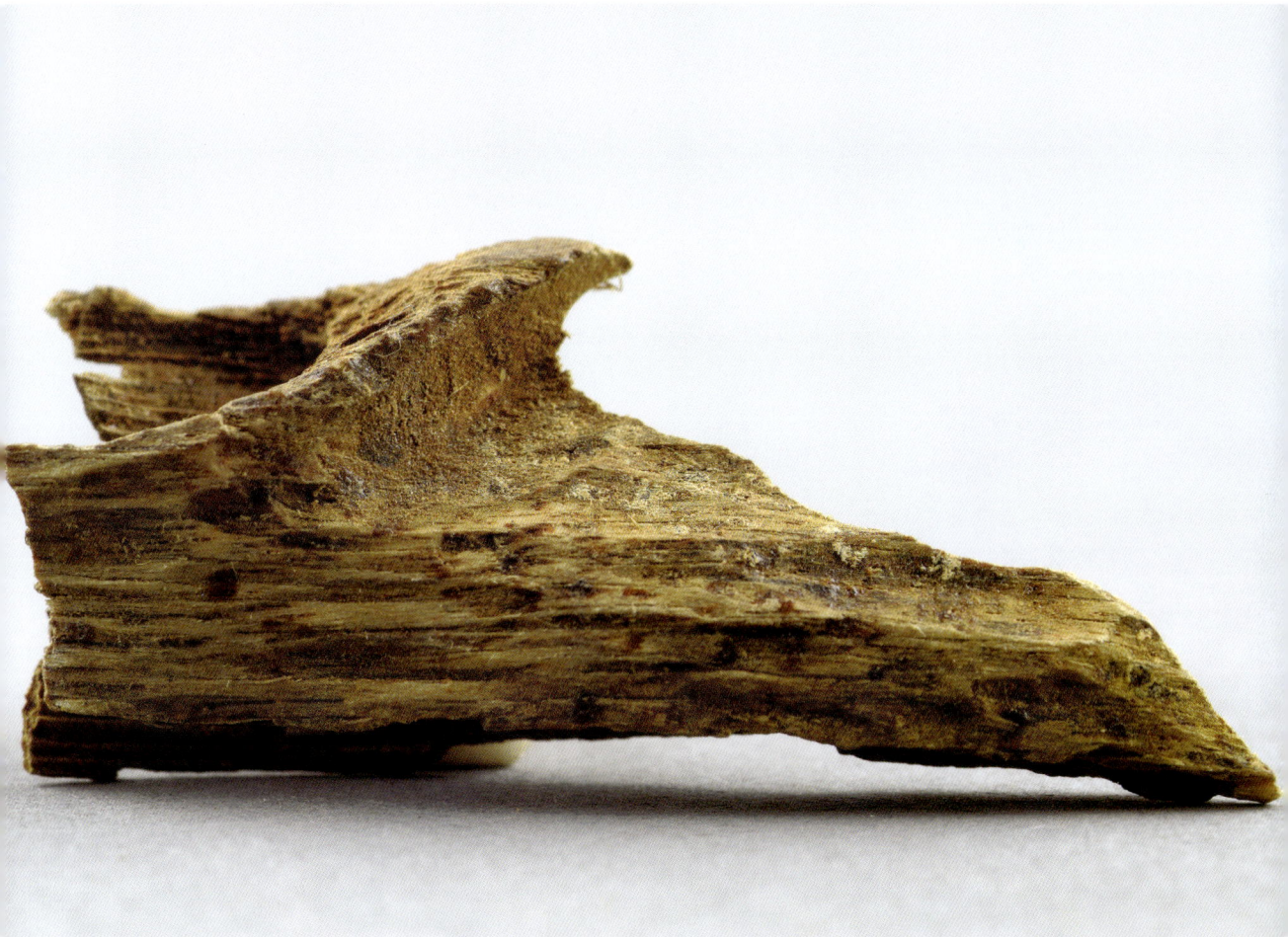

会安沉香（90% 沉）· 越南

◎ 前 言

　　沉香是人类追求极致生活的产物，为众香之首，在我国有着几千年的香道文化史，受到历代帝王将相、文人墨客、才子佳人的追捧，在当代更是一片万金，人们趋之若鹜，会享受沉香所带给人们的惬意。沉香是指沉香树在受到伤害后（如虫蛀、火烧、雷劈等），在自愈过程中流出的树脂凝聚物；沉香具体的成因十分复杂，主要有"倒架""土沉""水沉""蚁沉""虫漏""死沉""活沉"之分。沉香树在原始森林之中生长的时间很长，一般都需要四五百年的时间。当它们偶然遭到雷击之后倒地，不知过了多少年，在树木腐败化为乌有之后，剩余不腐的部分，就是沉香。对于这样的沉香，人们称为"倒架"。其他沉香基本也都是顾名思义，如："土沉"是由于沉香树倒下之后埋在土里所形成；"水沉"是倒在沼泽内；"蚁沉"是沉香木被白蚁蛀食后剩余不蛀的部分；"虫漏"沉香树遭虫蛀而腐烂，但不蠹部分便是沉香。宿主已经死去的沉香，称之为"死沉"，反之就是"活沉"。沉香的香味沁人心脾，令人难以自拔。不同种类的沉香在香韵上也各有千秋。"倒架"沉香醇厚；而"蚁沉"就略显高扬；特别是奇楠香，焚之香韵变化无穷，可分为几个阶段，令人沉醉。一缕白烟，令人们的思绪青云直上九重天。人们依照地域及香韵将沉香划分为惠安系和星洲系，我国是沉香的重要产地。如海南、香港、广东、福建、广西、云南、台湾都产惠安系沉香，但以海南为主。自古以来就有好香出海南之说，古人所言的"琼脂"就是海南沉香；其次是莞香；其他地方的沉香在品质上则多不尽如人意，有的可以说是比较差，基本上不存在收藏级的沉香。我国沉香的产量总体并不丰富，主要依靠进口，特别是当代进口沉香在数量上成为主流。从进口沉香上看，老挝、印度、泰国、文莱、越南、东帝汶、马来西亚、印度尼西亚（以下简称印尼）、墨西哥、圭亚那、伊朗、巴布亚新几内亚、新加坡、巴西等地都有高品质

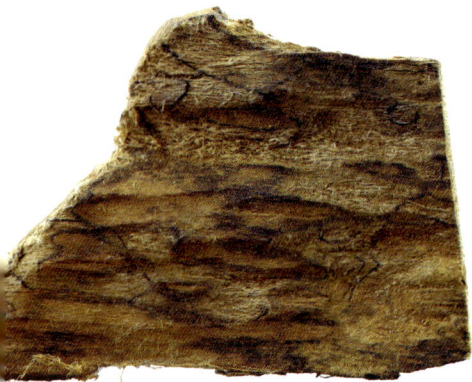

伊利安沉香·印尼

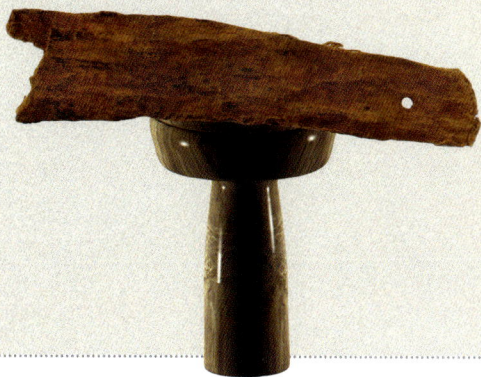

伊利安沉香、加里曼丹 90% 沉香灯
（三维复原色彩图）

沉香产出，在香韵上比较浓，味道以甘苦为主，甘甜为辅，如伊利安沉香、会安沉香、加里曼丹沉香等。中国古代沉香文化源远流长，如东汉杨孚所著《交州异物志》载："蜜香，欲取先断其根，经年，外皮烂，中心及节坚黑者，置水中则沉，是谓沉香"，唐宋以降，直至明清，人们对其是趋之若鹜。但从数量上看，中国古代沉香数量不是很多，且主要以串珠和一些很小的雕件为主，大型的器皿基本不见。这主要与古代沉香材质的珍贵性和进口不畅有关。当代沉香在数量上达到了一个新的高度，市场上沉香制品琳琅满目，与古代沉香相比，数量更多，体积更大，精品力作频现。这主要得益于当代许多国家的沉香进入中国。目前，中国进口沉香的数量已是世界第一位，这也使得沉香原材的备料成为历史之最，为沉香精品力作的频现奠定了基础。目前，市场上沉香串珠、项链、山子、平安扣、隔珠、隔片、念珠、笔舔、印章、观音、弥勒、佛像、线香、随形雕件、把件等常见，可谓是造型繁多，犹如灿烂星河。今日收藏之盛世，沉香走入寻常百姓家，成为老百姓正在使用着的艺术品和香料。

　　中国古代沉香虽已离我们远去，但人们对它的记忆依然深刻，这一点反应在当代收藏市场上。在收藏市场上，历代沉香受到了人们的热捧，不断创造着天价，交易也很频繁。当然，由于古代和当代的沉香都是供不应求，所以在暴利的驱使下，高仿品与低仿品同在，成为市场上的鸡肋，鱼龙混杂，真伪难辨，沉香的鉴定成为一大难题，鉴定任务十分繁重。本书从文物鉴定角度出发，力求将错综复杂的问题简单化，以产地、香韵、造型、厚薄、风格、纹饰、打磨、工艺、品类等鉴定要素为切入点，具体而细微地指导收藏爱好者由一沉香的细部去鉴别沉香之真假、评估沉香之价值，力求做到使藏友读后由外行变成内行，真正领悟收藏，从收藏中受益。以上是本书所要坚持的，但一种信念再强烈，也不免会有缺陷，希望不妥之处，大家给予无私的批评和帮助。

姚江波

2019 年 5 月

◎ 目 录

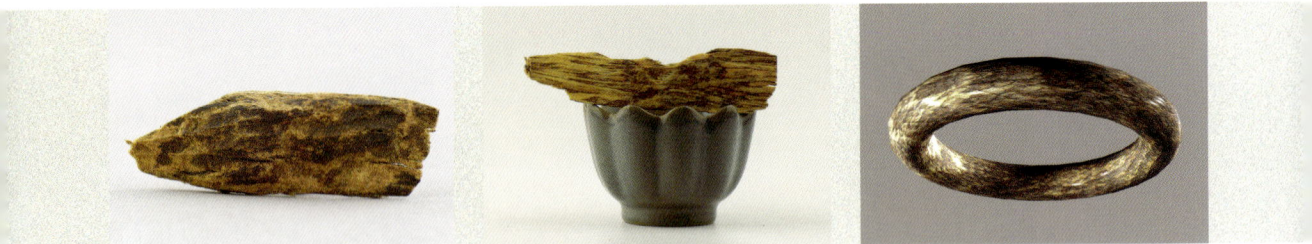

加里曼丹沉香·印尼

汝瓷碗与沉香（莞香）

顺化沉香镯（三维复原色彩图）·越南

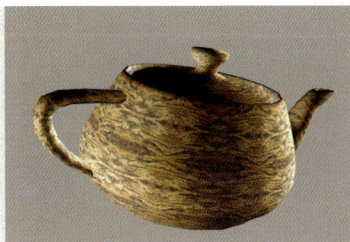

伊利安沉香执壶（三维复原色彩图）·印尼　　加里曼丹沉香（90% 沉）·印尼　　加里曼丹沉香碗（三维复原色彩图）·印尼

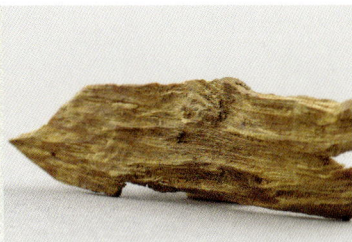

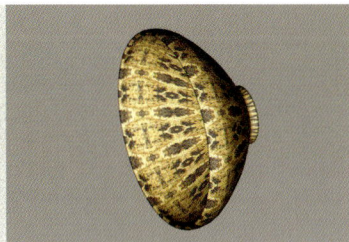

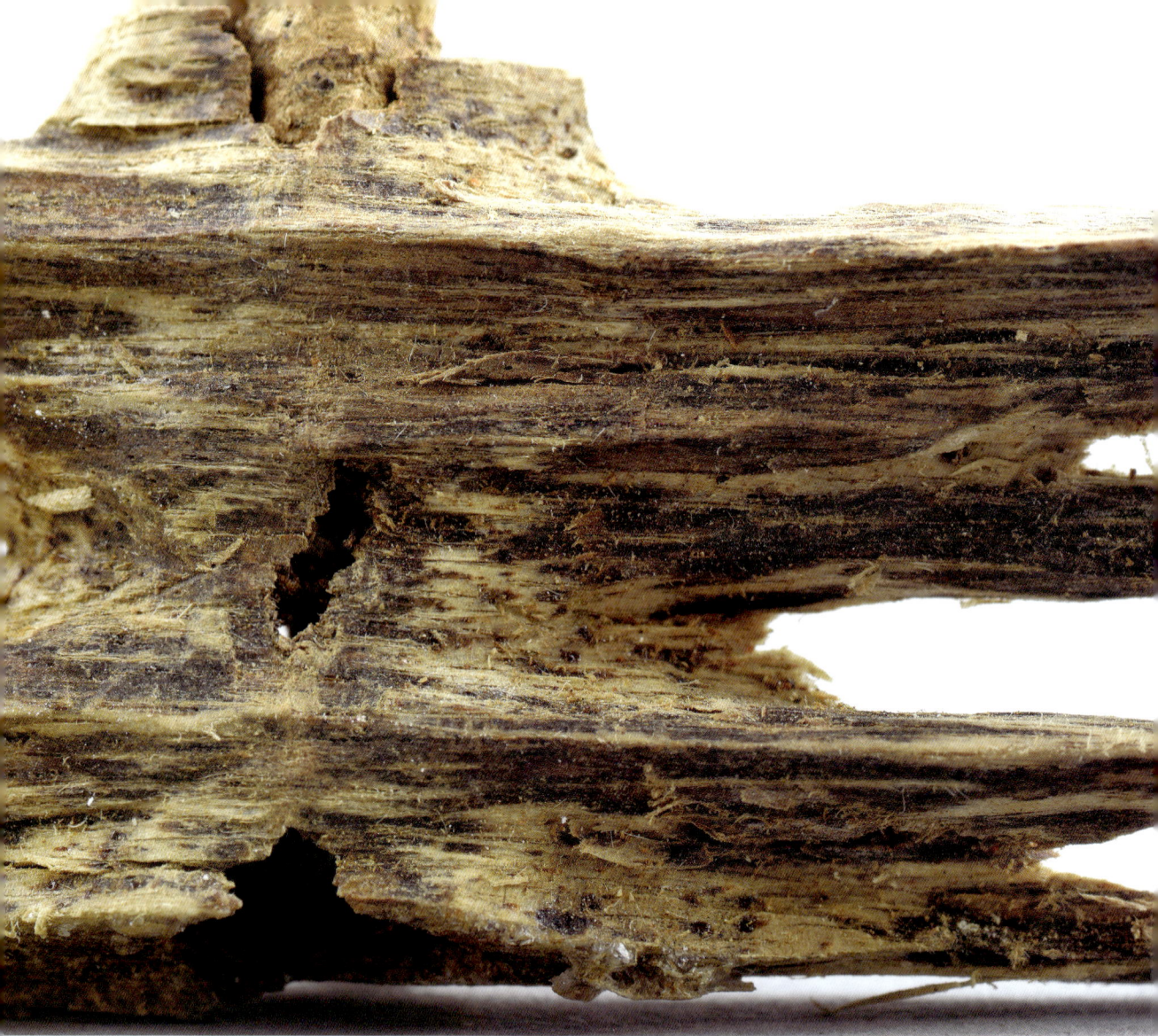

顺化沉香·越南

第一章　质地鉴定

第一节　概　述

一、沉　香

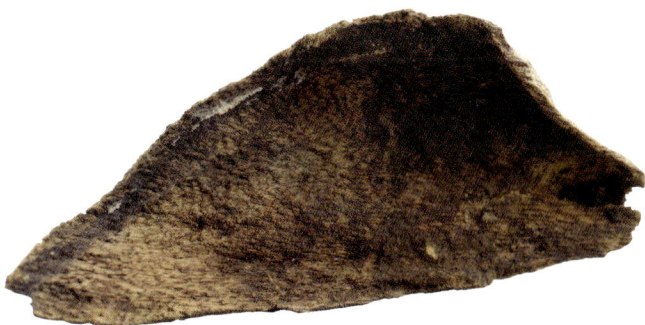

顺化沉香·越南

沉香是沉香树在受到伤害后（如虫蛀、火烧、雷劈等），在自愈过程中流出的树脂凝聚物。它有着浓郁的香味，具有不易腐烂、蚁虫不食等特点；具有镇静安神等中药功效。我国古代很早对沉香就有认识，如东汉杨孚所著《交州异物志》载："蜜香，欲取先断其根，经年，外皮烂，中心及节坚黑者，置水中则沉，是谓沉香。"沉香在我国有着几千年的文化史，为众香之首，受到历代帝王将相、文人墨客、才子佳人所追捧。

伊利安沉香·印尼

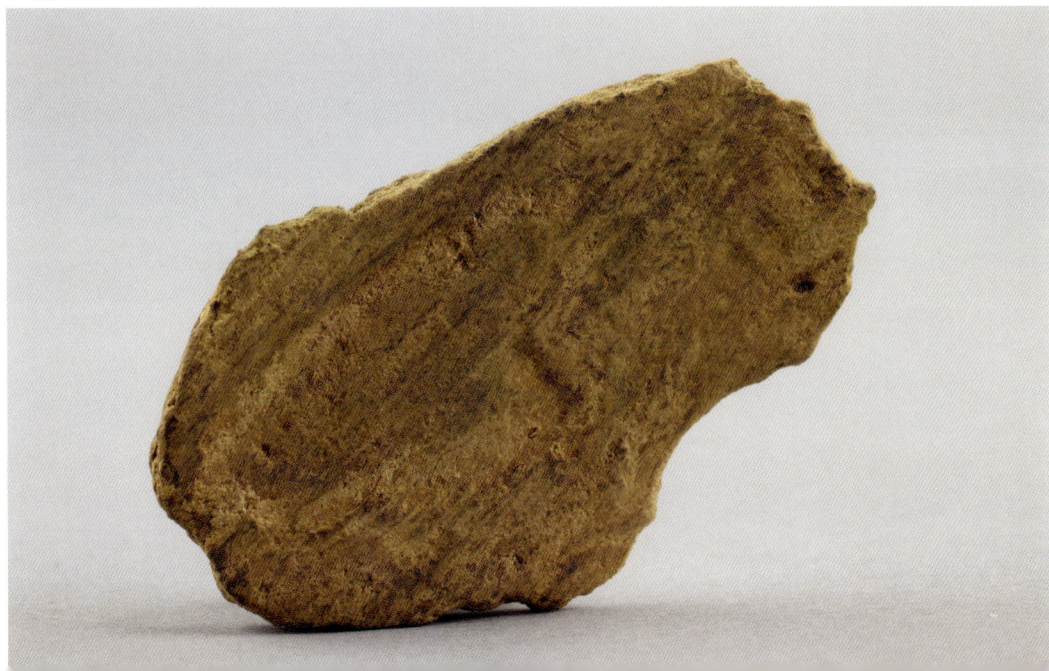

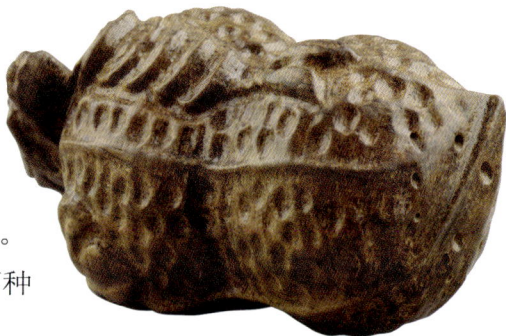

二、沉香木

沉香木比较容易理解，就是沉香的宿主，简单说，沉香木就是沉香树的木材。沉香是树木受伤后的树脂，它们两个是两种不同的材质，价值截然不同。

"夜夜生钱"沉香木雕·当代仿清

三、油 线

油线主要是指沉香的油脂线，就如同木质管道，而沉香树就是通过这些管道分泌树脂，这是我们鉴定沉香的重要依据。所有的沉香木都应该有油线，没有油线的沉香是假沉香，油线色彩雷同，不清晰者也要注意。从好坏上看，油线越致密，沉香油脂含量越多，密度越大，越珍贵；而反之，油线少，油线中空，这样的沉香结构就很疏松，属于含油量非常少的沉香，收藏价值不大。从等级上看，油线是沉香等级判断的重要特征，如果油线分布是均匀的，显然沉香等级比较高；油线主要集中在皮层的质量差一些；油线分布不均匀的质量更差，我们在鉴定时应注意这些等级上的差别。

加里曼丹沉香把件·印尼

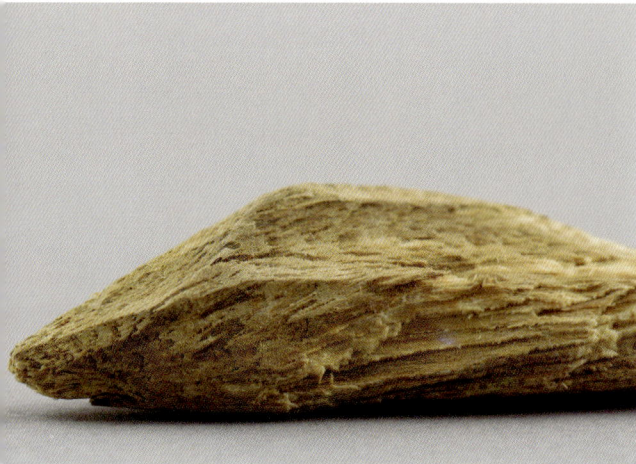

加里曼丹沉香（90% 沉）·印尼

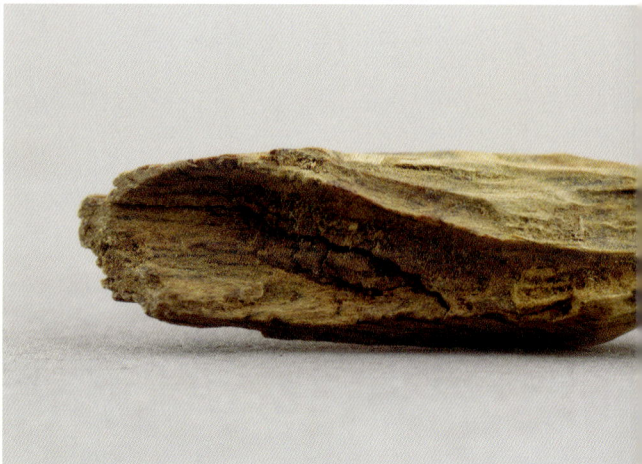

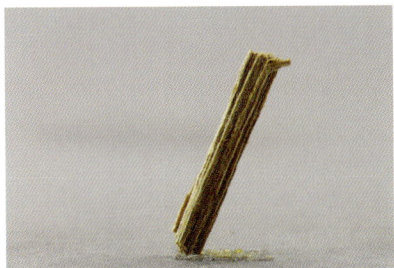

人工沉香·国产料

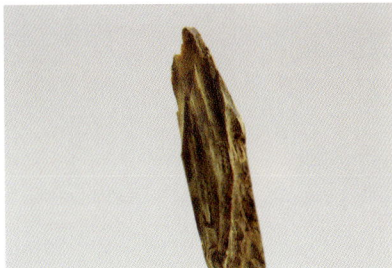

加里曼丹沉香（90％沉）·印尼

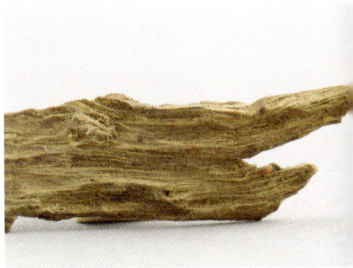

加里曼丹沉香（90％沉）·印尼

四、香 韵

沉香的香味沁人心脾，令人难以忘怀，给人留下深刻的印象。不过沉香的香韵也是最为神奇的了，其核心是差异性大，给人以不同的享受。大的主要有这样几个方面的差异：一是国产沉香和进口沉香在香味上有差异；二是星洲系和惠安系沉香在香味上有所不同；三是成因不同的沉香在香味上有差异，如"倒架"香味醇厚，而"蚁沉"就略显高扬。"死沉"和"活沉"在香韵上也是有所不同。最大的不同在于奇楠香的香味极为醇厚，它香味与普通沉香都不同，最为奇特的是在没有点燃的情况下就可以发出极为浓烈的香味，而且香味可以分为几个阶段。正是以上这些香韵的差异化特征构成了极为复杂的香味体系，使人们可以感受到与众不同的香韵，奠定了沉香众香之首的地位。 另外，"倒架""土沉""水沉""蚁沉""虫漏"等在色彩上差异也比较明显。

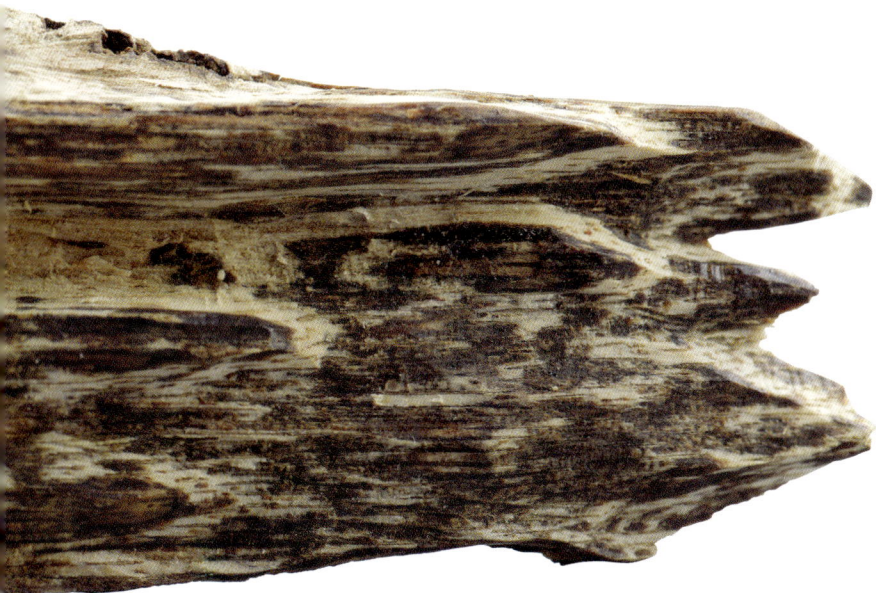

芽庄沉香随形摆件·越南

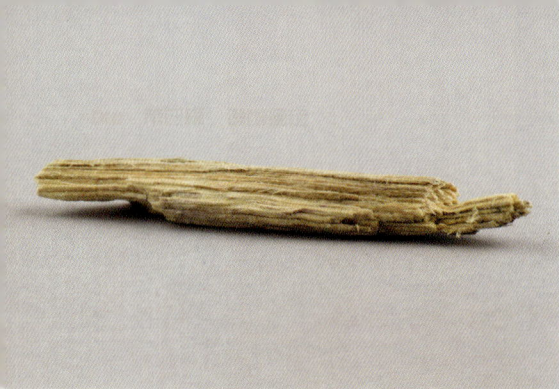

人工沉香·国产料

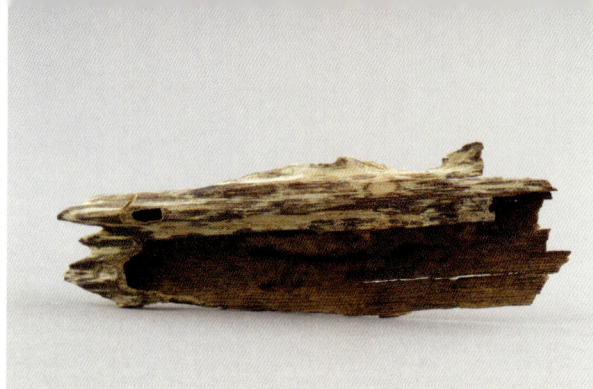

芽庄沉香随形摆件·越南

第二节 鉴 定

一、焚 香

多数沉香在常温下几乎发不出正常的香味，一般在点燃的情况之下才能挥发其香韵的本色，发出浓烈香味。因此，点燃沉香进行焚香也是鉴定中的重要内容。因为焚香所发出的香韵几乎是不可能作伪的，我们可以根据不同沉香的气味来进行辨别。如奇楠香可以发出不同几个阶段的香味，这是无论哪一种科技也模仿不了的。而假的沉香不但没有各种沉香的香韵，而且还会发出香精等怪味，真伪立刻可辨。另外，沉香在点燃之后除了发出香味之外，还会冒出白烟。一缕白烟，直线向上走，非常清晰，白烟不散。如果冒出黑烟，那显然值得特别注意，看是否为伪器。沉香燃尽之后也是白灰，比较干净，不见多余杂质。从油性上看，焚香之时，由于沉香的油脂含量比较大，可以看到油脂冒着泡，犹如沸腾一般。

二、年 份

野生沉香的结香速度相当缓慢，通常我们所见到的沉香大多都有百年的时间，几十年的也有，但数量很少。奇楠香形成的时间可能更长，几百年的时间形成的沉香非常多见。当然，沉香的形成实际上是有前提的，就是沉香树必须是发生了意外的伤害，也就是说并不是所有的沉香树都能结香。因此，沉香的形成是一次次的机缘巧合，具有偶然性，所以说真正的沉香极为难得。从年份上看，沉香受伤后结香越久，油线色泽越深，含油量就越高，香味自然愈加浓烈，有时在香味上还会有变化，非常神奇。

三、星洲系

依照香韵，基本上可以在产地上将沉香分为星洲系和惠安系两类。星洲系沉香产区从马来西亚东南至东帝汶，包括文莱、巴布亚新几内亚、印度尼西亚、马来西亚等东南亚地区。星洲系沉香的块头比较大，密度也大，坚硬、致密，以实心为主。这样的料子容易雕刻，同样也是磨制珠子制作串珠的优质材料。从香韵上看，香韵绵柔、醇和、甜味足，"活结"绵柔，"死结"香味更浓，感觉是阵阵香气扑鼻而来。

四、惠安系

惠安系沉香主产区分布在中国海南、马来西亚西部、越南、老挝、柬埔寨、泰国等地。惠安系与星洲系首先是在形状上有区别，惠安系多以虫漏居多，有的就像是碎片一样，有一定的硬度，但脆性很大，可雕刻价值不高，很多就只能是做简单的吊坠，随型摆件，熏香料等。但是惠安系沉香在香味上绝对是一绝，与星洲系有着明显的区别，清凉、甘甜、自然花粉的香味很浓，给人鸟语花香之感，穿透感强烈，直往鼻子里钻，沁人心脾。

加里曼丹沉香（90% 沉）·印尼

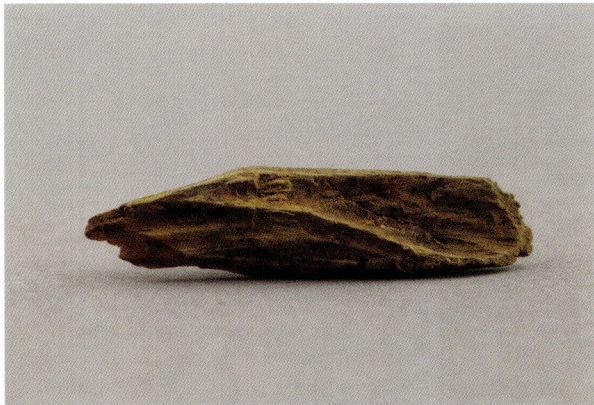

会安随形块状沉香（90% 沉）·越南

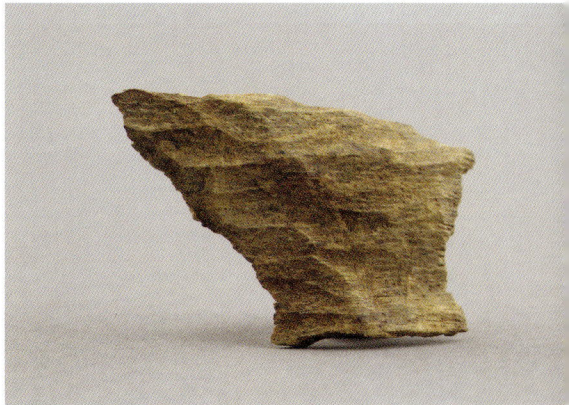

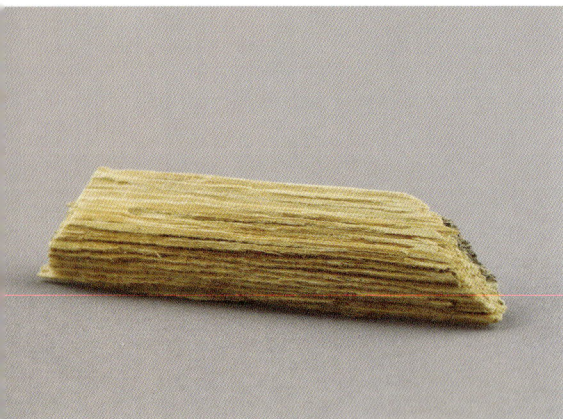

人工沉香·国产料

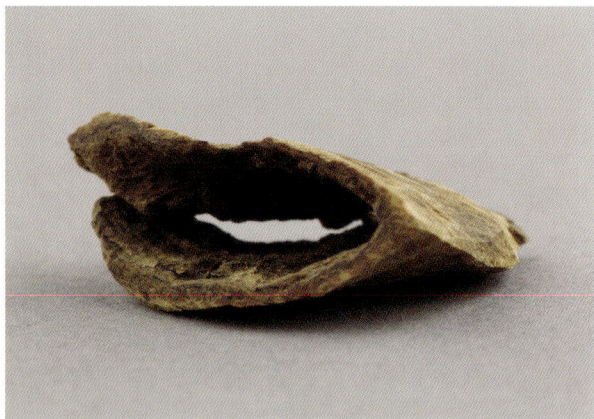

会安随形盔帽状沉香（90% 沉）·越南

五、盔帽状

进口沉香的常见形状为盔帽状。其实这种盔帽状（或称盔壳状）的沉香并不是天生就是这样，多是被刀将腐烂的白木剔除之后而呈现出的形状。通常情况下剔除的都会比较干净只剩下木中精华盔帽状的沉香。之所以也称为盔壳状，是因为盔帽状的沉香有的比较薄，有的薄得像植物的壳子一样，而且这些盔壳由于比较薄，很容易裂缝。然而我们应该清楚，开裂只是由于薄而造成的情况，这与伪器无太大的关联。

芽庄沉香随形盔帽状摆件·越南

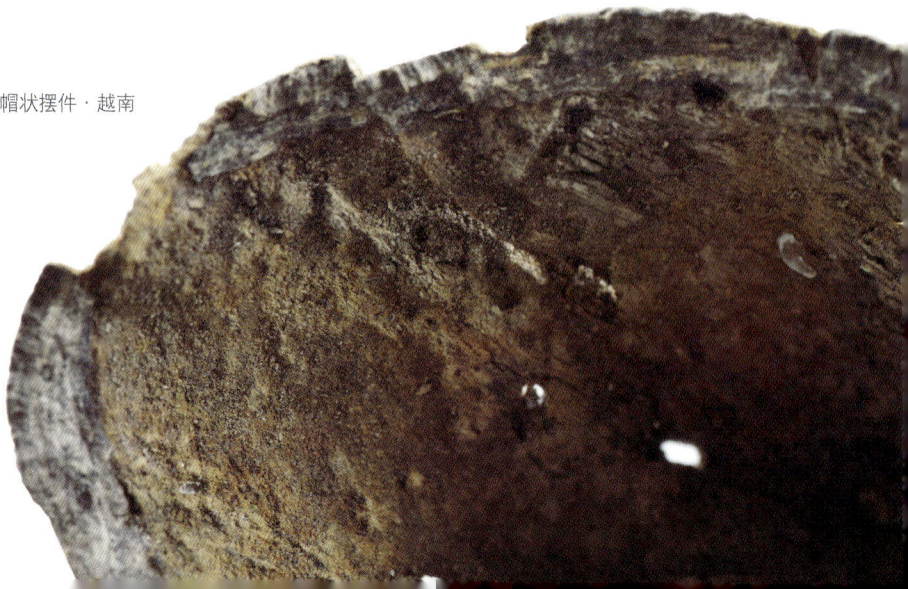

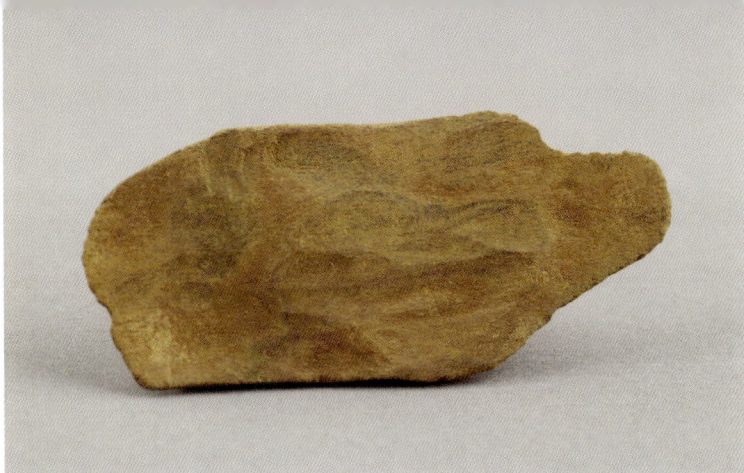

伊利安沉香·印尼

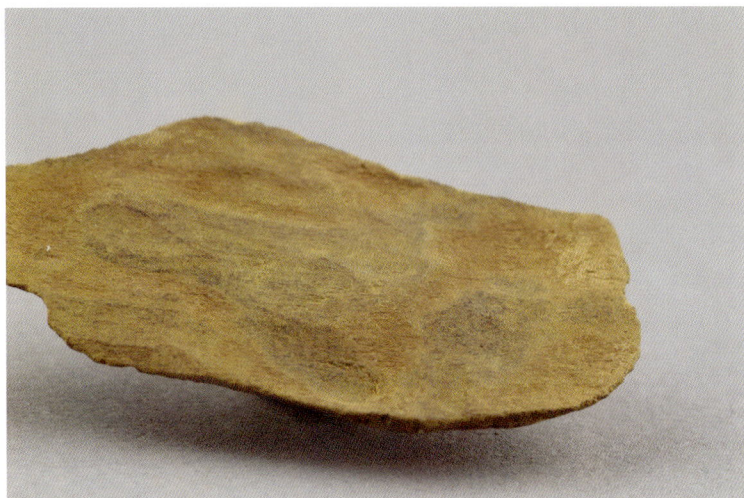

伊利安沉香·印尼

六、片 状

进口沉香中常见片状，特别是惠安系沉香，大小不一、厚薄不一，有的甚至是非常薄。但这些薄片多数还是比较坚硬，有一定的硬度。这主要是得益于含油量比较大，同时密度也比较大的原因。在沉香片的四周，通常没有明显像木材那样被折断的齿牙状痕迹，在厚薄上也比较均匀，过厚和过薄者不多。总之是特征很明确，与国产沉香的切割的片状有很大的区别。

七、树 状

树状是星洲系沉香形状的主要特点。很多看起来就像是树一样的，但仔细观察，显然是油性很好的沉香。无论怎样切割，这种本质的外形特征都会或多或少地留下痕迹。国产沉香中类似星洲系沉香者的很少见。其总的特点是瘦骨嶙峋，朽而不腐，总能给人留下深刻的印象。

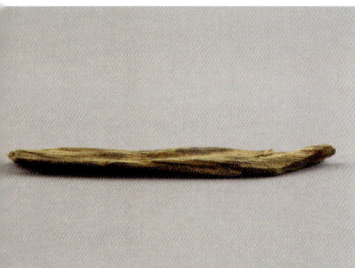

加里曼丹沉香·印尼　　　　沉香摆件（莞香）　　　　人工沉香·国产料

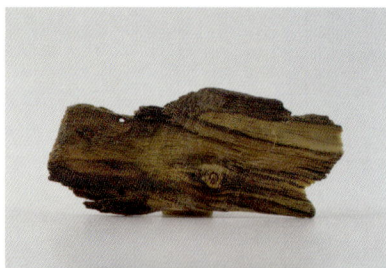

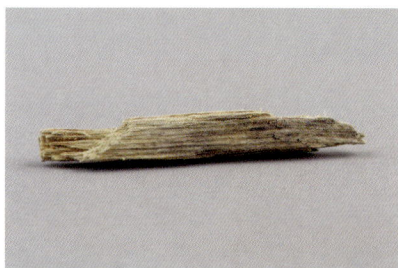

八、不规则状

不规则状的沉香以进口料为主。这种形状之所以不是片状，主要因为沉香块厚薄起伏不定。但这也不是很大的差异性特征，周边没有明显的断茬，一切都显得非常自然，毫无形状感所言。每一块和每一块之间差异性都很大，这样的沉香我们称之为不规则状。

九、木块状

国产料沉香以木块状为显著特征，小块和大块并存，大小不一。有很大的块，木质结构明晰。有的就像是一块块的木头，圆柱体、细长条、长方体、正方体、不规则体等都有见。但无论怎样加工和改变，其本源的形状都有痕迹，鉴定时注意分辨。

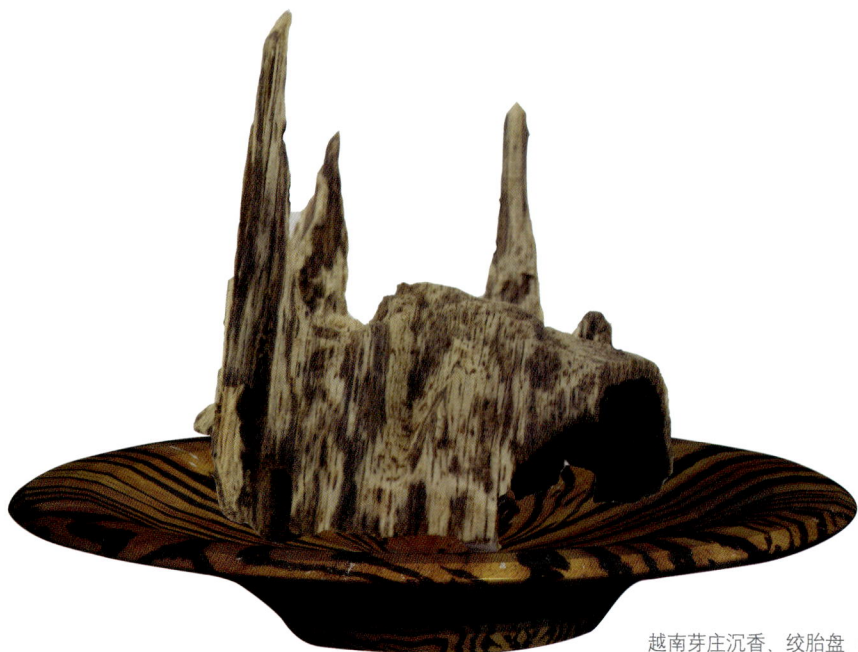

越南芽庄沉香、绞胎盘（三维复原色彩图）

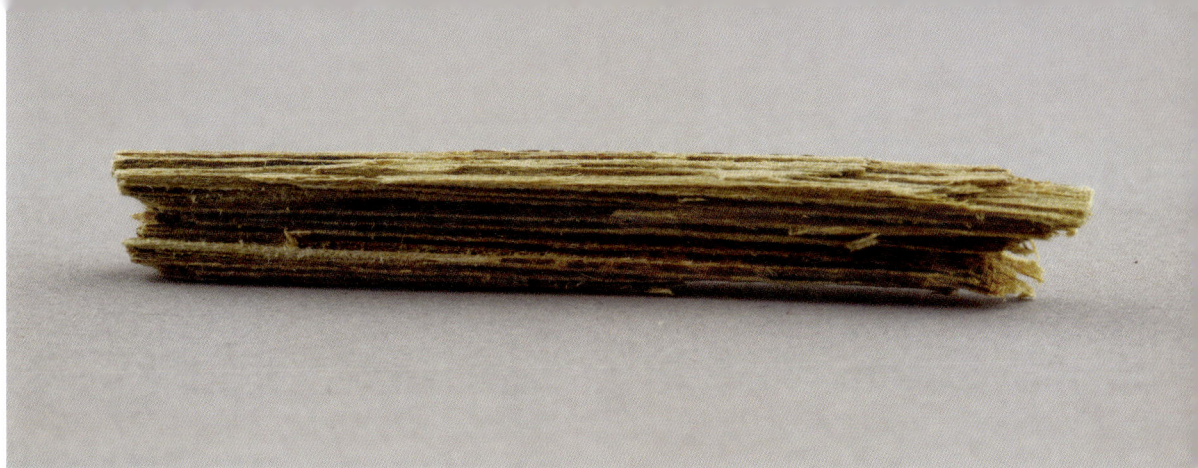

人工沉香·国产料

十、国产沉香

  我国是沉香的重要产地，海南、香港、广东、福建、广西、云南、台湾都产沉香。有人工种植沉香的省份更多，如贵州省就有大面积的栽培。但是野生沉香数量相当稀少，主要以海南为主。最好的沉香也产自海南。实际自古以来海南岛沉香就是闻名天下，以至于沉香的别名也叫"琼脂"。广西、云南等地的沉香在品质上略差。在色彩上，国产沉香多呈现出棕黄色、黑褐色。在形制上多为木块状，形似朽木。密度明显有问题，油线分布并不均匀，通常情况下很轻，内部结构非常疏松，基本上都属于黄熟香，不能沉水，半沉半浮大多都不能行。从香韵上看，国产沉香香气略有些苦的味道，有着清凉的香味，香韵对比明显。国内其他地区的沉香各有特点，如莞香等，但是与海南沉香有相似之处。在后面章节中将详细讲，在此就不再赘述。

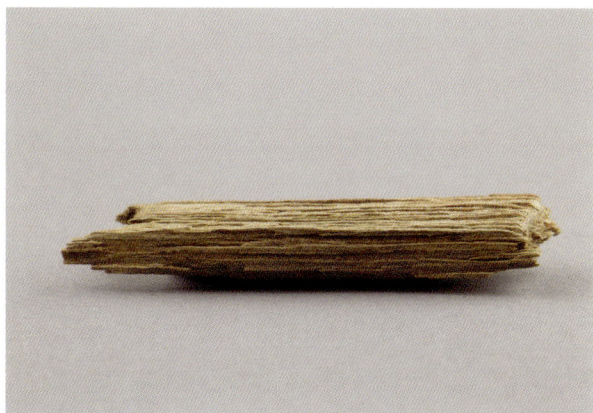

人工沉香·国产料

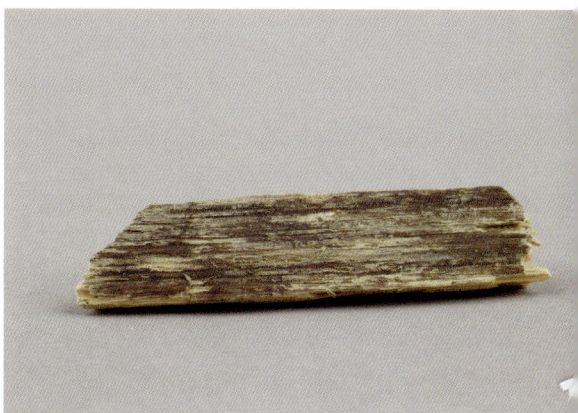

人工沉香·国产料

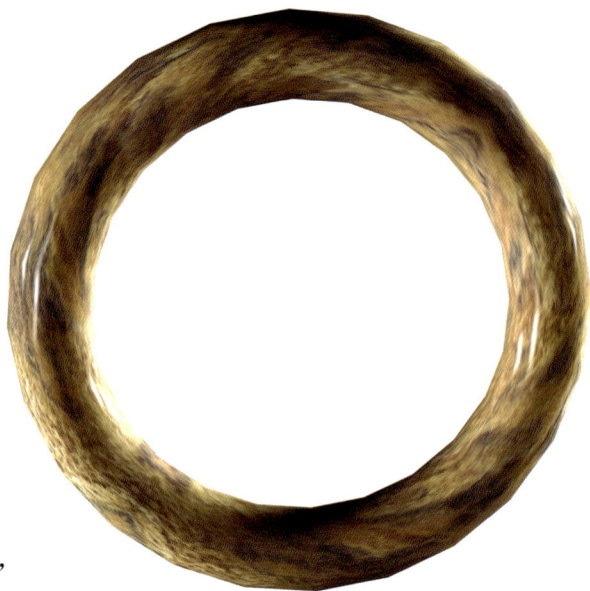

十一、进口沉香

　　我国沉香主要依靠进口。
国外包括老挝、印度、泰国、
文莱、越南、东帝汶、马来西亚、
印度尼西亚、墨西哥、圭亚那、
伊朗、巴布亚新几内亚、新加坡、
巴西等地都有产，在品级上，各
有千秋。一般认为，以越南、文
莱等国家所产沉香品级为上，但
并不是说这些国家所产的沉香都好，
只是有一些比较好的沉香，这主要与
其当地的环境有关。从形状上看，进口

伊利安沉香镯（三维复原色彩图）·印尼

沉香在形状上多呈现盔帽形、片状等，还有一些如木棍一样，形状
各异，作为随形摆件较具韵味。从色彩上看，进口沉香在色彩上多
以黑褐色为主，或者是黑色和黄色交错纹理存在，色彩与国产沉香
区别较大，比较容易区分。从香韵上看，进口沉香在香韵上比较浓，
味道以甘苦为主，甘甜为辅。如伊利安沉香、会安沉香、加里曼丹
沉香等，在沉香的香味上有所不同，但没有很大区别。从燃烧上看，
进口沉香在燃烧上香气特别的浓烈，油性足，可以看到油脂的沸腾，
不断地渗出，白烟直线向上。

加里曼丹沉香（90% 沉）·印尼

加里曼丹沉香（90% 沉）·印尼

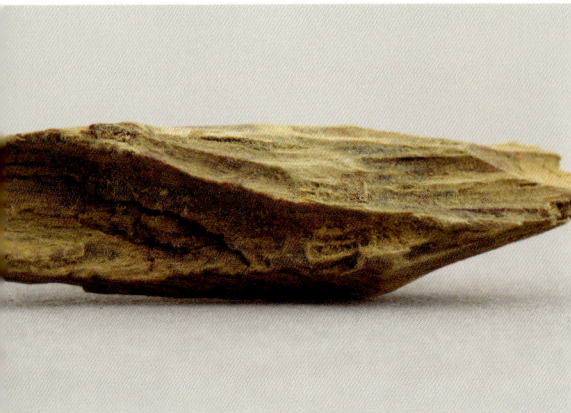

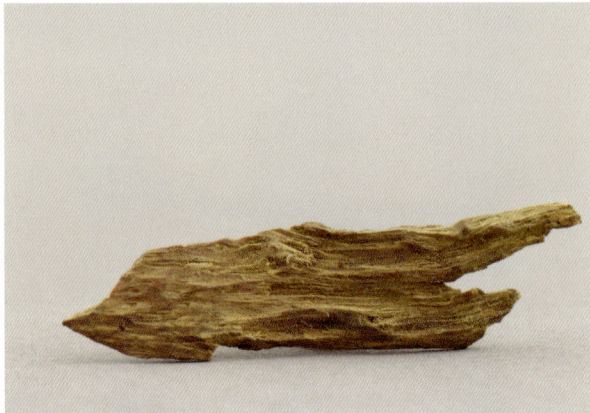

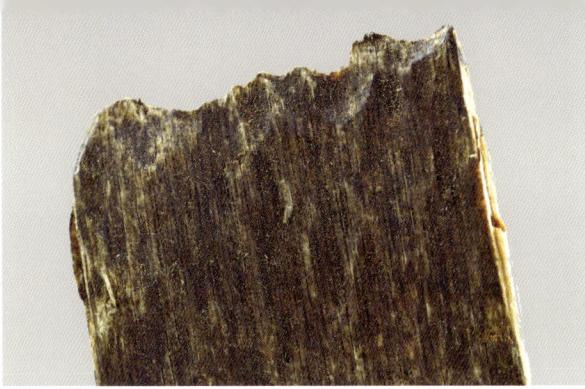
顺化沉香·越南

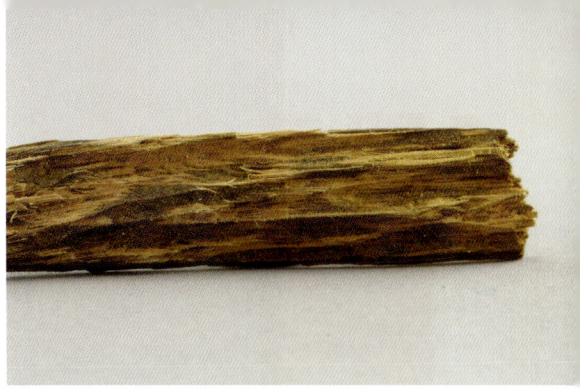
加里曼丹沉香·印尼

十二、成　因

（1）"倒架"。沉香树可以在原始森林之中生长四五百年的时间，百年树龄算是年轻树龄。在漫长的岁月长河中，沉香树由于年老或雷击等各种原因倒地之后，经过春夏秋冬，一年年的风雨剥蚀，树木腐败在随风化为乌有之后，剩余不腐的部分，就是其精华沉香。由于各种原因呈倒地状而形成的沉香，通常称之为"倒架"。这种沉香较为常见，而且个头比较大，特别是在东南亚一些国家常见。"倒架"沉香由于醇化时间长，所以香味醇厚、沁人心脾，令人心旷神怡，妙不可言。

（2）"土沉"。沉香树因为种种原因倒下后，被泥石流冲断，或被雷劈，部分被埋入地下。由于沉香木质地比较疏松，受到土壤内的微生物不断分解，很快就会被腐烂分解掉，仅剩下犹如有机宝石似的木中精华部分就是沉香。这种沉香在色彩上往往会形成与土壤色彩相似的颜色。对于这种在土壤内形成的沉香，人们称之为"土沉"。"土沉"醇化时间通常也比较长，千年的土沉都较为常见，从而造就了其醇厚的气息，香气袭人，令人心驰神摇。

（3）"水沉"。水沉和土沉比较相似，不同之处是沉香树在受到外力，如泥石流或雷击、塌方等自然灾害倒下，或是自然死亡倒下之后，恰好倒在水中，通常多是沼泽地内。这样会更快加速木质的分解，一些真菌会寄生在沉香树里面，分解沉香木的木质素和纤维素，木材就腐烂了，而不腐的部分便是沉香，不知过了多年，被人们从水里打捞出来，被称之为"水沉"。沼泽的浑浊铸就了"水沉"在香味上的醇厚与芳香四溢，芳香扑鼻，一阵一阵，但这一切都需要在安静的空间，安静的心情下，仔细品味。

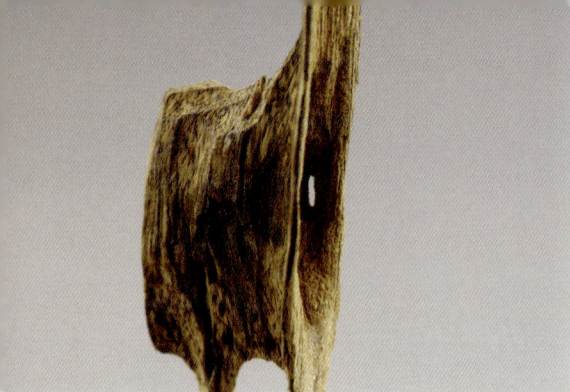

顺化沉香·越南

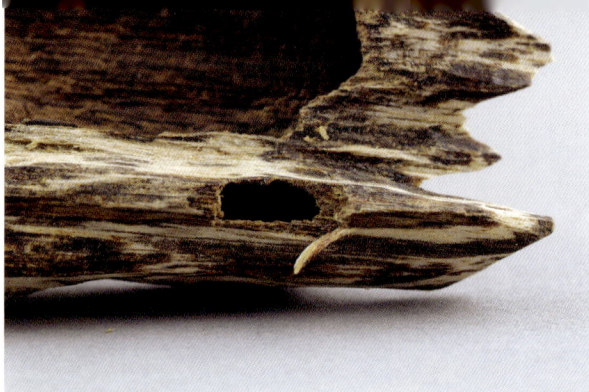

芽庄沉香随形摆件·越南

（4）"蚁沉"。沉香树由于种种原因，有的是自然原因，有的是经过人工砍伐，被白蚁蛀食；由于白蚁在沉香木内，所以这种蛀食的速度非常快，沉香木很快被蛀食而光，剩余白蚁不食部分便是沉香，由此可见，沉香可以防止白蚁蛀食。当然也有的是沉香树由于老化等原因直接受到白蚁蛀食而亡，但沉香树上已经结成沉香的部分白蚁不食，留在地上。总之，由以上这些原因形成的沉香，人们统称为"蚁沉"。白蚁虫蛀犹如万箭穿心，经历磨难天命成形的"蚁沉"，在香气上清香略张扬，馥郁芳香不请自到。

（5）"虫漏"。沉香树由于遭受虫蛀而腐朽，剩余的虫子不蛀蚀的部分便是沉香。这种沉香形成过程和蚁沉相似，只不过破坏木头的不是白蚁，而是其他虫子。特点都是木屑不断地被虫子析出，这样很快木头便腐败变得松软。对于这类由于虫蛀而形成的沉香，人们称之为"虫漏"。虫漏的痕迹还未尽，树木的躯体已随风而散。唯有沉香，坚固不蠹。"虫漏"的沉香由于醇化时间也比较长，所以在香气上表现也是非常好，甘甜、清凉，阵阵清香袭来。

（6）"死沉"。宿主已经死去而采集的沉香，顾名思义称之"死沉"。《本草纲目》有记载："其积年老木，长年其外皮俱朽，木心与枝节不坏，坚黑沉水者，即沉香也。"如"倒架"沉香，在地上被风雨剥蚀，形成醇化甘甜的沉香；"土沉"和"水沉"基本上也都是这一类。"死沉"由于醇化时间长，沉香的品质非常好，香韵清凉、甘甜，美妙无比。

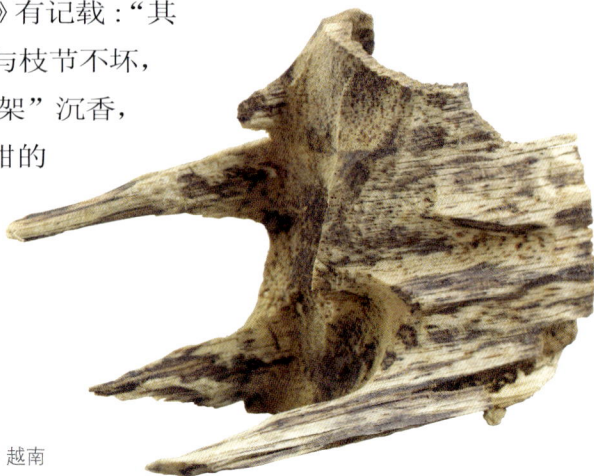

芽庄沉香随形摆件·越南

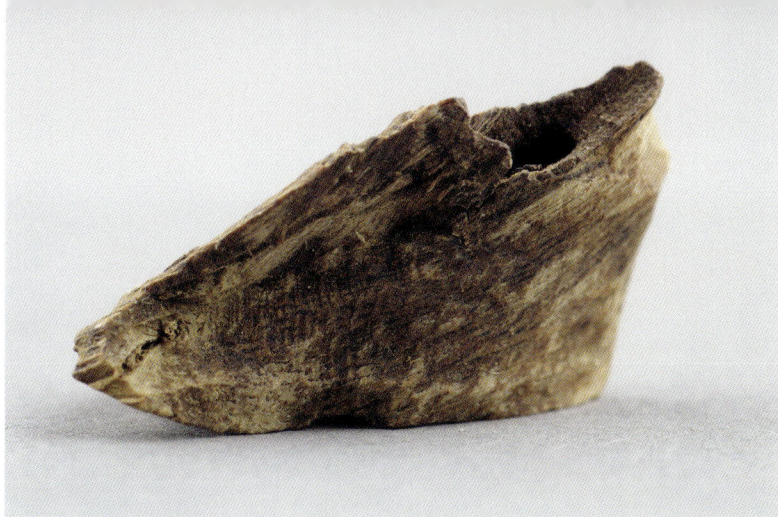

会安随形盔帽状沉香（90％ 沉）·越南

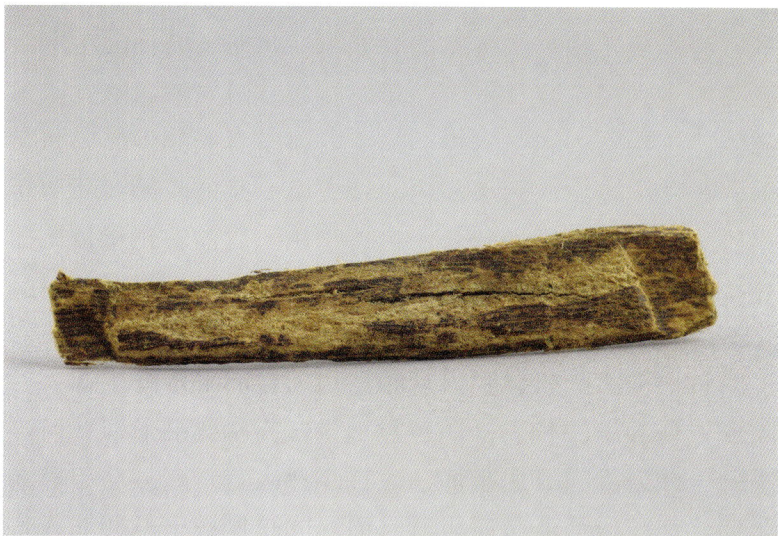

加里曼丹沉香·印尼

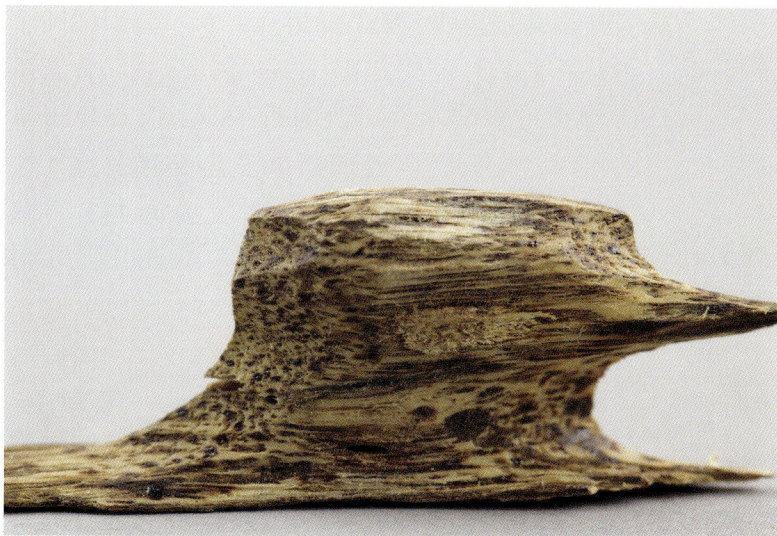

顺化沉香·越南

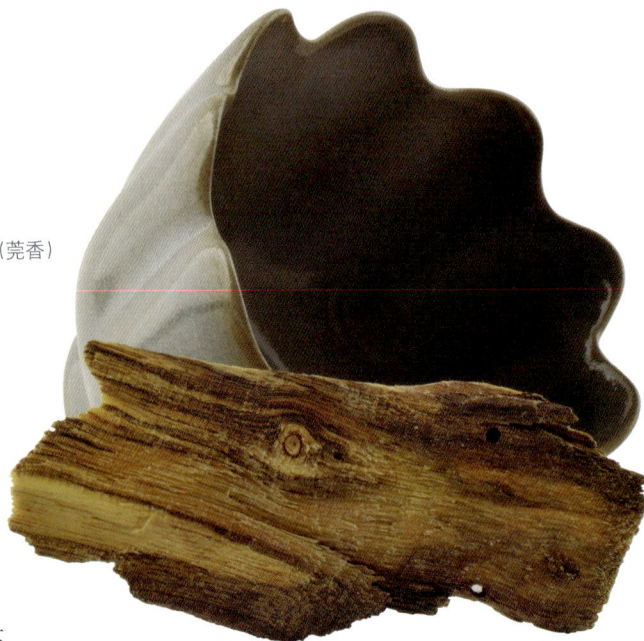

温碗与沉香（莞香）

（7）"活沉"。沉香树还
活着的时候，将结香部分砍下而形成
的沉香，人们习惯称其为"活沉"。"活沉"往往没有经过许多岁
月的醇化，醇化程度略显不够，在香韵上不如"死沉"，总给人似
乎有木头味道的感觉。但无论怎样，"活沉"的香味相当直爽、张扬，
给人的感觉是阵阵清香不请自来。

人工沉香·国产料

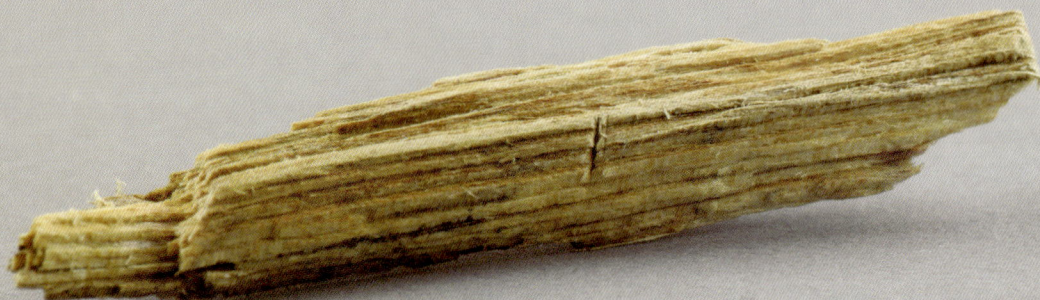

十三、奇 楠

奇楠也称为"伽蓝""伽楠""棋楠"等，由梵语翻译而来。奇楠香是沉香中的极品。奇楠的特点是油脂含量比普通沉香高，密度也比较大。密度较大的奇楠可以沉水，但通常奇楠也只能是半沉。奇楠的香味特别浓，不用加热就可以闻到扑面而来的沁人心脾的香味，具有极强的镇静安神作用。香味是以一种甘甜、香甜的味道为主，点燃后更加浓烈，一阵阵地飘缈而来，缕缕丝线状向鼻子里钻。而且香味变化还比较明显，开始一个味道，之后又是一种别的香味，奇妙之极，犹如在仙境般。从硬度上看，奇楠香的硬度不是很大，有的看起来还是很软，柔韧性比较强；油线是层次分明，而不是像普通沉香一样过于集中，外表低调，看起来较为干涩，但是切开几乎全部是油脂，看得人欣喜。奇楠的色彩有绿、深绿、白、土黄、金丝黄、紫、黑等，在这些色彩中绿、土黄、黑者常见，白奇楠很少见。鉴定时我们应注意这些特殊的感觉。

十四、易燃性

沉香有的比较容易点燃，有的不是很容易点燃。其实这与沉香品种的优劣没有必然的联系，但规律性比较强。通常熟度过高的沉香，如果制作成线香，或是放置在熏炉中都不易点燃，这是由于熟透了，木质纤维已经很少，又醇化过久，结晶致密、坚硬，所以在点火的时候很难。这种沉香以越南的土沉为代表，印度尼西亚等地也有一些这样的沉香。而这一点恰又被很多作伪者所利用，特别是线香，有很多不好点燃，被认为是纯度比较高的沉香打成粉所导致，同时也被认为是沉香比较纯。实际上这种沉香并不涉及纯度问题，因为一般的线香内都添加有榆树皮等，不然粘不到一块呀！所以，这种沉香的线香在品质上有两种情况：一是最好沉香；二是假沉香。我们在鉴定时应注意分辨。

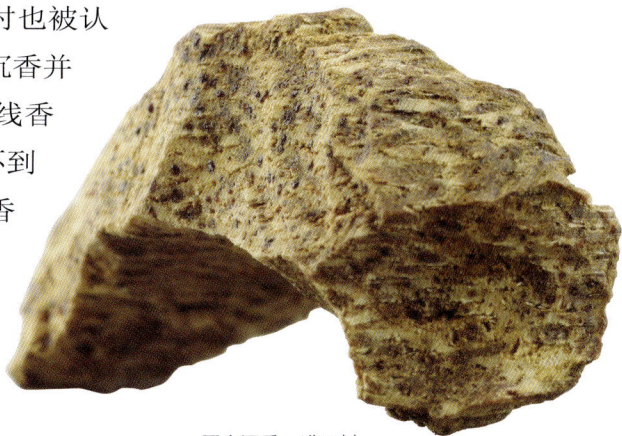

野生沉香·进口料

十五、密　度

密度是单位体积的重量，沉香的密度由其内部的结构和成分所决定，内部结构越致密，密度越大。密度是鉴定沉香的重要标准，同时也是辨别真伪的重要依据。对于沉香而言密度十分复杂。不同产地、不同品级者都不一样。通常在 0.3～1.8 克／立方厘米都有见，这是一种物理性质的检测数据，显然它有一些区间上的变化，但只要在这个范围内都属正常。沉香的密度可以自己测定。将沉香放入盛有水的容器中，用沉香的重量除以排水重量就是比重。但通常情况下显然没有必要这样测定，用沉水的方法就可以基本确定沉香的密度。古人早已依据比重将沉香分为了三个等级。明李时珍《本草纲目·沉香》载："木之心节置水则沉，故名沉水，亦曰水沉。半沉者为栈香，不沉者为黄熟香。"下面让我们来具体看一下：

（1）水沉。顾名思义就是沉香能够沉水。这样的沉香通常情况下密度比较大，对照现在的密度测定，大约需要密度 1.01 克／立方厘米以上才能沉水。这样的沉香通常情况下品质比较高，数量也很少。另外，通过百分比也可以表述沉香的沉水。通常一块沉香中的油脂含量超过其体积的四分之一，也就是超过 25% 时就可以沉水。在一些国家如韩国等，如果沉香要入药，则多是要达到这一标准。这一物理现象我们在鉴定时应注意分辨。

顺化沉香·越南

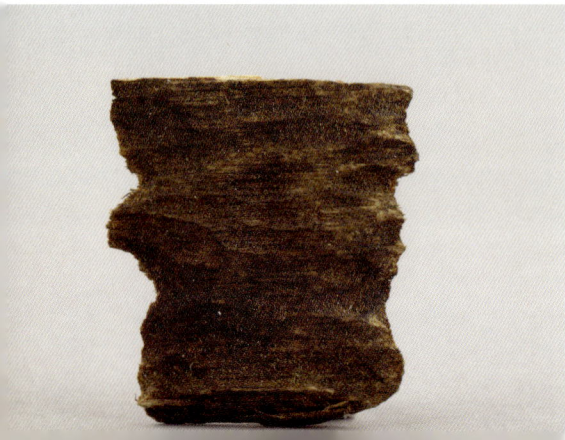

会安 90% 沉香镯（三维复原色彩图）·越南

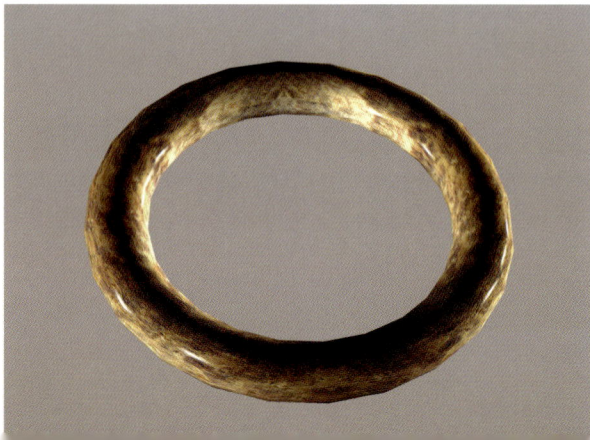

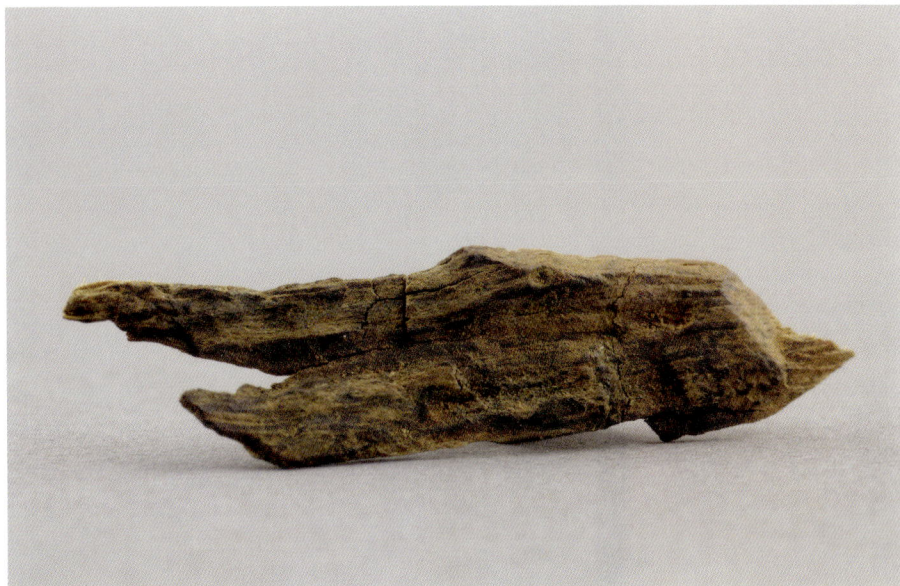

加里曼丹沉香（90％沉）·印尼

（2）栈香。半沉者为栈香。半沉的情况很复杂，实际上刚好沉下一半的情况是很少见的，通常是沉下去的不超过一半，或者是超过一半，即将沉下。显然，这样的物理性质，也决定了其在密度上的区间性。如密度在 0.79～0.88 克／立方厘米之间，通常情况下都是不超出一半的沉水。而密度在 0.88～1.0 克／立方厘米之间的沉香，沉水的程度往往超过一半。当然，这只是密度的一个大致情况。实际上，栈香也只是古人依据沉香的密度给出的一个分类方法，并不是沉香唯一的分类方法，本身就比较随意。鉴定时我们知道有这样一种分类方法就可以了。

人工沉香·国产料

会安随形块状沉香（90％沉）·越南

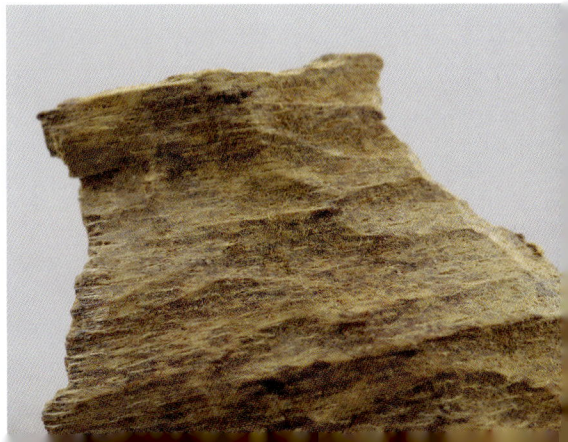

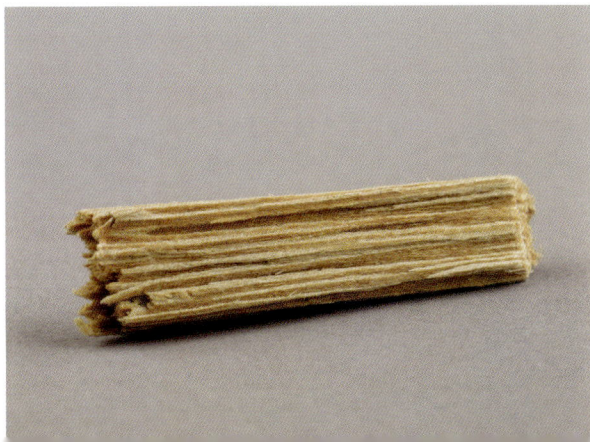

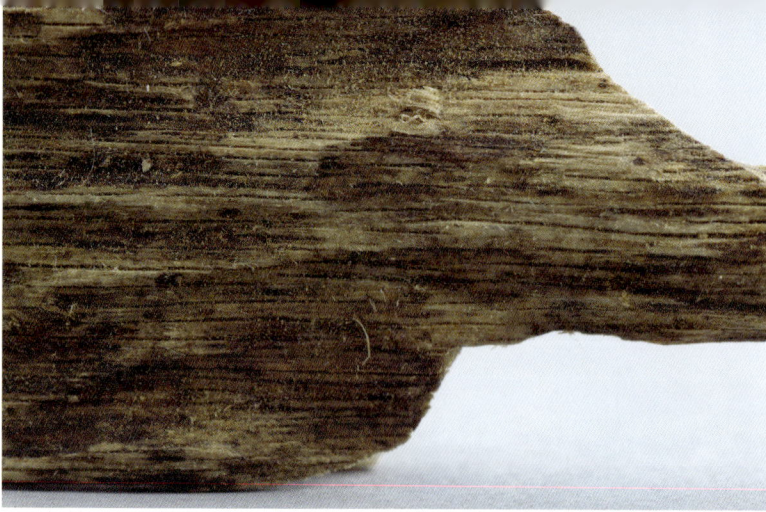

加里曼丹沉香·印尼

（3）黄熟香。浮在水面上的沉香为黄熟香。当然通过其浮在水面这一特点，我们就可以知道黄熟香的密度不大。通常情况下，密度在 0.3 ～ 0.79 克／立方厘米的沉香就可以浮水，因为密度太低了。这种沉香的木质纤维结构松散，通常在松散的木质纤维结构上还残留有一些油脂，具有很小的香味和药用价值。因为熟透了，又因其色多为黄色及黄色的衍生色彩，所以被称为黄熟香。而含脂量渐次减少者，亦随之为栈香。

由上可见，是否沉水只反应沉香的密度，而并不能反应沉香品质的优劣。如我们不能说黄熟香不好，因为有些残留的油脂还是非常好的，因此黄熟香实际上是沉香的一个很重要的品类，并不存在好与坏之分。同样栈香也是这样，在栈香中也有很多香韵上乘者。但不可否认，能够沉水的沉香显然意味着密度较大，油脂含量较高，无疑应该是比较好的沉香。因此在沉香沉水与浮水的问题上，其本质特征应该是这样的：沉水香品质优，浮水香品质有见优者。这一点我们在鉴定时应注意分辨。

人工沉香·国产料　　人工沉香·国产料　　　　人工沉香摆件（莞香）

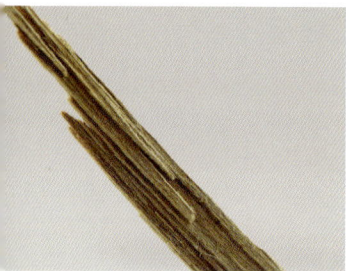
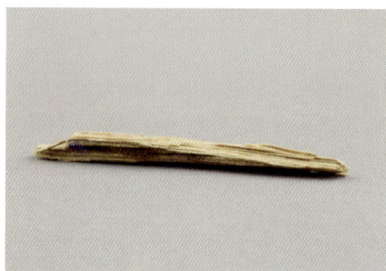
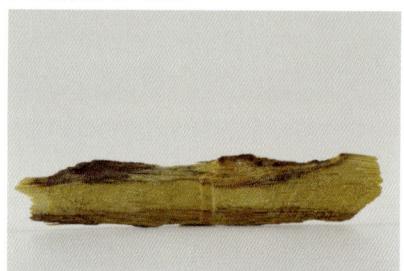

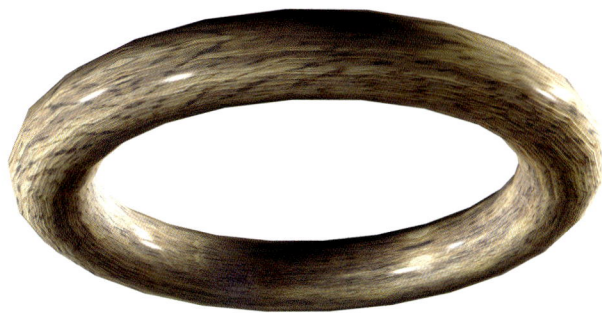

野生沉香镯（三维复原色彩图）·进口料

十六、色泽

　　沉香色泽不同，常见的有绿、黄白、黄棕、深绿、灰黑、金黄、黄、黑、黄褐等色，可以说在色彩上十分丰富。但基本的色彩显然是绿、黄、黑、褐等色，而纯色的沉香微观上不是很常见，多是在这些基本色彩之下的衍生性色彩，如灰黑、黄棕等。从成因上看，沉香较具复杂色彩的形成原因很多，但主要由两方面的原因所致。一是不同产地的沉香在色彩上有区别，如莞香常见黑褐色，而会安沉香黄棕色常见。二是不同埋藏环境下的沉香在色泽上有差异性，主要是受到土壤的污染导致，如红土沉、黄土沉、黑土沉等，就是越南熟香受到污染而形成的和埋藏环境接近的色彩。当然，不只是越南有土沉，其他地区所产的沉香都有可能形成土沉，只是这个概念首先起于越南而已。从含油量上看，沉香的色彩往往反映出含油量的程度。一般情况下，沉香的含油量越高，颜色越深。有些人认为黑色含油量最高，实际上并不是这样。如绿色的沉香在含油量上可能更好，所以黑色并不意味着是最好的色彩。对于沉香而言判断其优劣的标准就是含油量及品质的高低。

温碗与沉香（莞香）

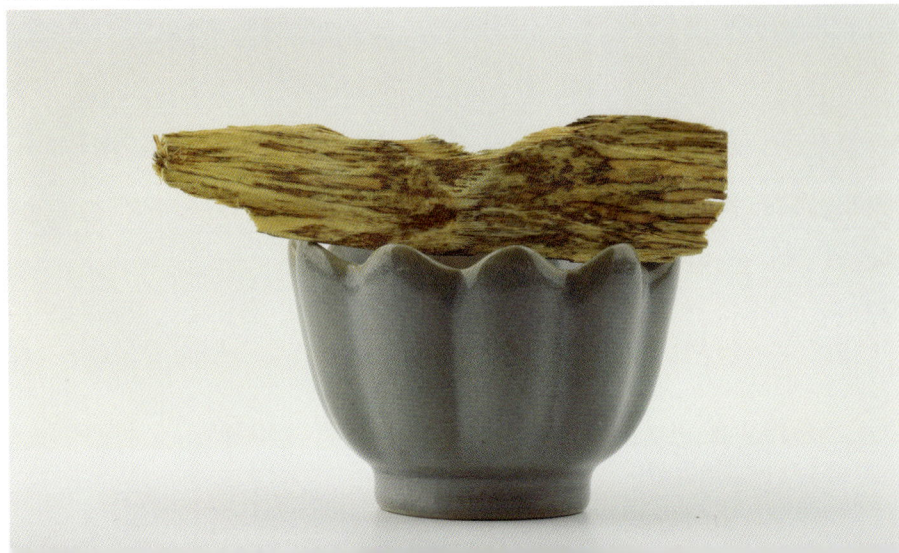

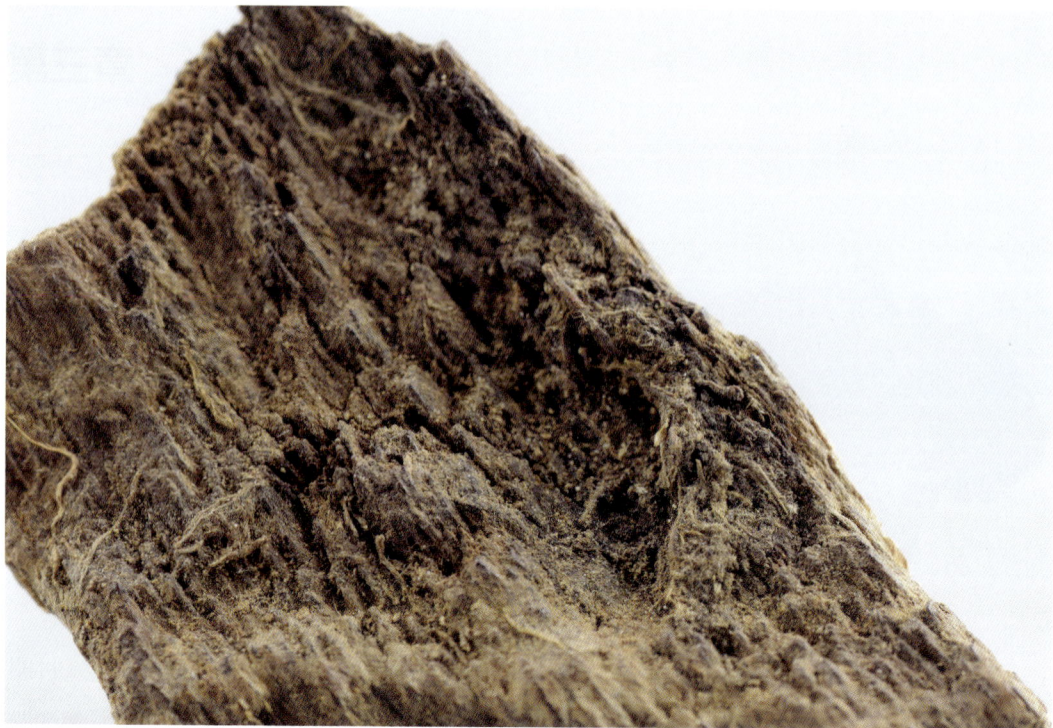

会安随形块状沉香（90% 沉）·越南

（1）黄土沉。在越南，一些沉香倒伏之后埋藏在土壤内。久而久之，受到土壤的侵袭，地下的微生物开始对木质进行分解，等到外面的木质腐烂完毕之后，剩余未腐部分就是沉香。黄土沉就是埋藏在黄土中形成的色彩。这类沉香熟透了，虽与土壤结缘，但在气味上不让众香；由于醇化时间长，致密程度较高；靠近树心的部分，气味更浓，甘甜、清凉、非常珍贵，与奇楠香在香味上有着异曲同工之妙，十分珍贵，是沉香中的极品。这类沉香的产地比较容易判断，主要是越南偏向黄土的地区，如顺化、芽庄都产，以芽庄所产为最好。这可能是由于芽庄地区土质干燥，黄土层比较厚等原因所致。

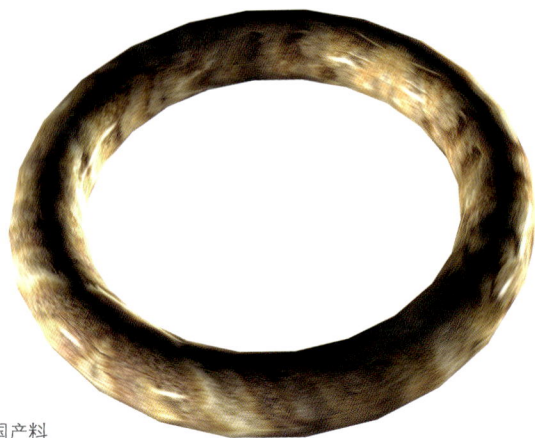

人工沉香镯（三维复原色彩图）·国产料

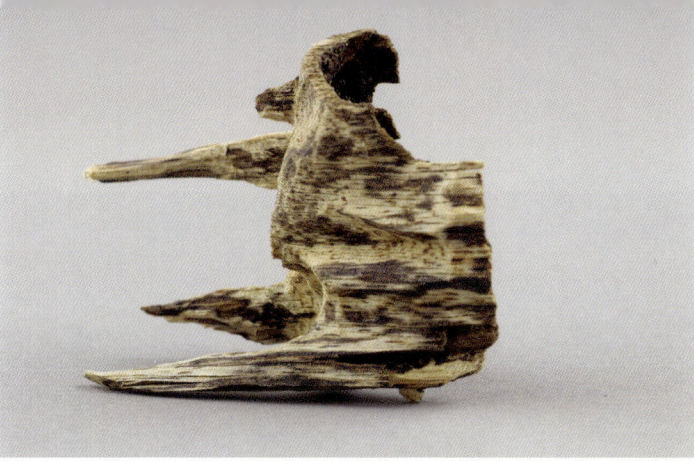

芽庄沉香随形摆件·越南

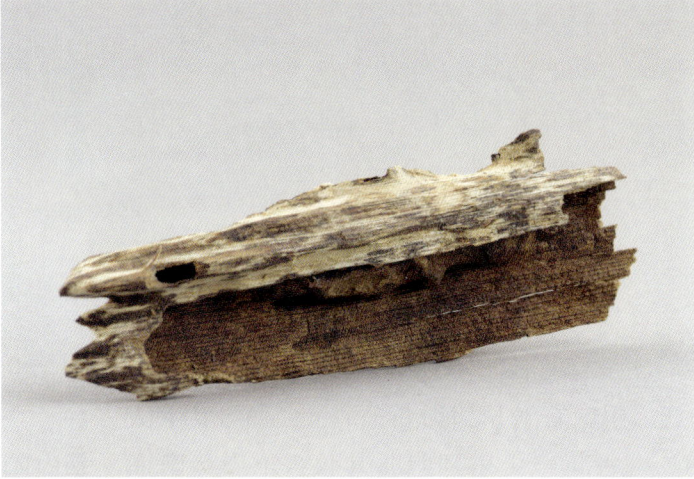

芽庄沉香随形摆件·越南

芽庄沉香随形摆件·越南

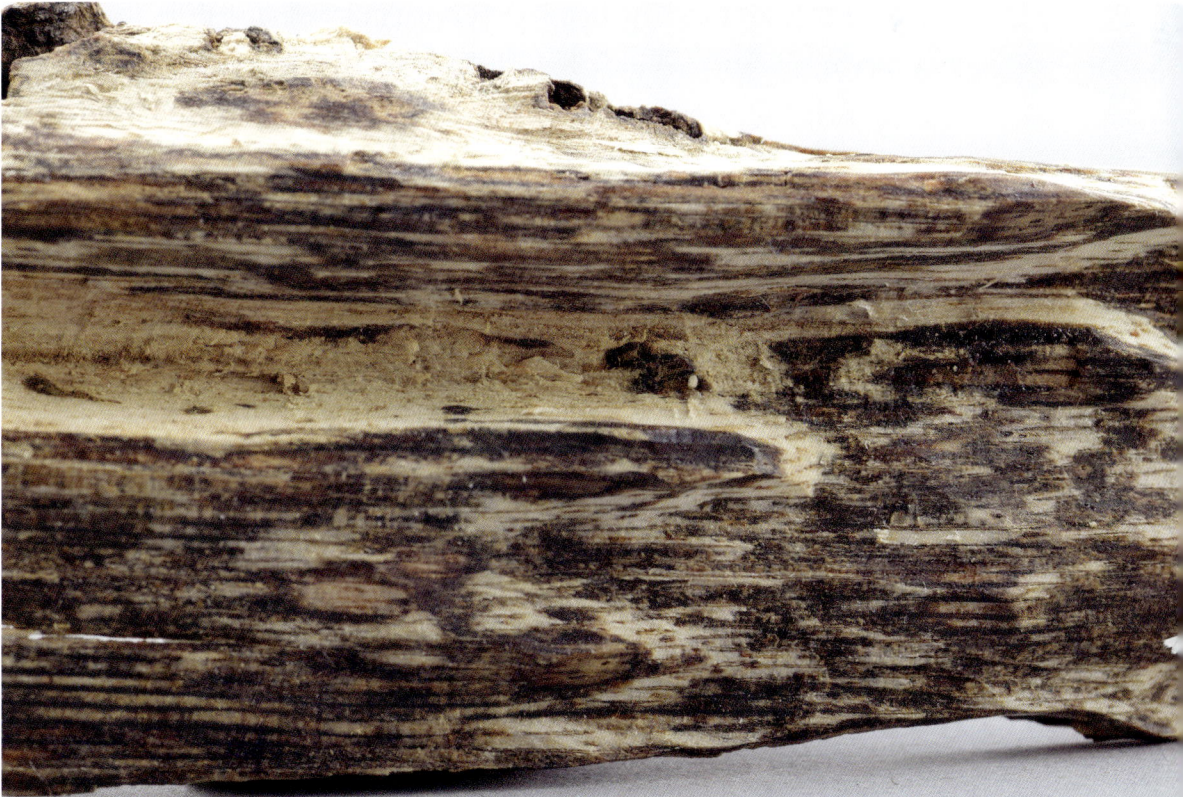

顺化沉香·越南

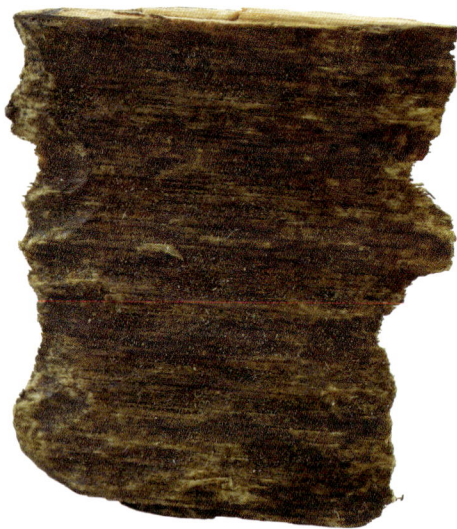

（2）红土沉。越南沉香倒地之后埋藏在红土当中，红褐色的土壤不断对其造成侵蚀，地下的微生物开始对木质进行分解，等到外面的木质腐烂完毕之后，剩余未腐部分就是沉香，可见是与红土结缘而成。红土沉基本都熟透了，所以木质纤维很少，醇化时间又长，香气浓郁，甘甜，树心部分致密程度最高，香味最浓，品质相当优秀。从产地上看，主要产自越南中部地区的红土地带，如富森、广平和广南的红土地带都产，质量上以富森红土为最佳。

（3）黑土沉。沉香木倒伏之后埋藏于黑土中，越南的黑土主要是沙土，湿度很大，非常潮湿，地下的微生物开始对木质进行分解。沉香木很快腐烂，留下的就是黑土沉。也有个别未腐烂的呈黑色的树皮，含油量通常也比较大。现在越南所谓的真沉香，可能也就剩下一些黑树皮了，由于熟度很高，密度比较大，香味很浓厚，清凉、甘甜、美妙，与奇楠有着异曲同工之妙，数量很少。由于香味有点像切开的西瓜，所以在越南又称黑土沉为瓜沉。薄皮可以打成粉，这种皮子粉，是配香、闷香的上好辅料，能很好地提高香的品质。从体积上看，多数不大，以小为主，手掌大就算是大的了。主要产于越南富庆省。

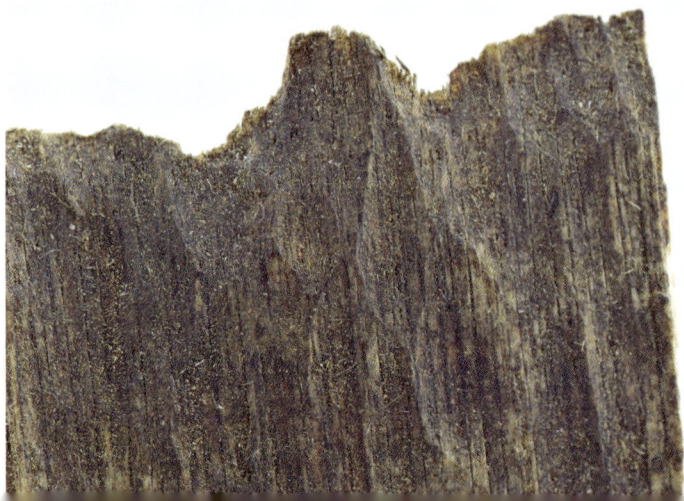

顺化沉香·越南

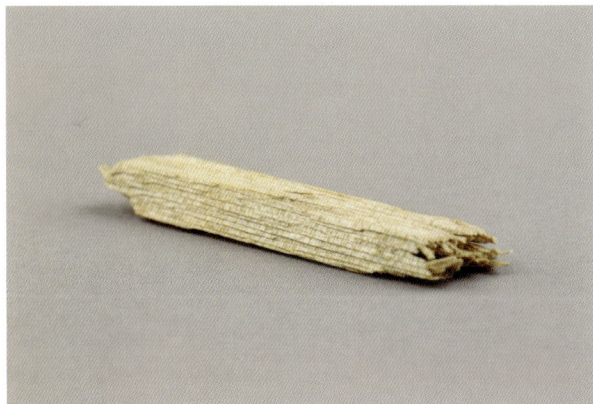

人工沉香·国产料

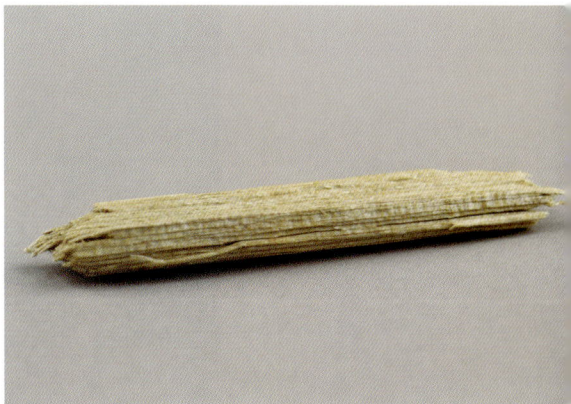

人工沉香·国产料

十七、结 香

沉香的结香有两种方式，一种是自然结香，就是没有人力所为，沉香树在受到天灾，如雷劈、火烧、虫蛀、泥石流、塌方等的创伤之后，自我保护所分泌的树脂，树脂随着伤口蔓延结晶形成沉香。自然结香而成的沉香，通常都是野生天然沉香。还有一种结香方式——人工结香，就是通过人工手法，如钻孔，用钉子在沉香树上密集打孔，以使沉香结香的方法；也有用火烧的方法，通常是用浸过油的布将树包裹住，点火烧，树干受伤后使其结香；还有用刀砍的方法，或者在树上抹糖、抹蜜的，吸引白蚁和其他虫子来啃咬，使树受伤后结香，总之是模仿了自然界树木受伤的各种方法。当然，人工结香的方法通常对象都是人工种植的沉香树。

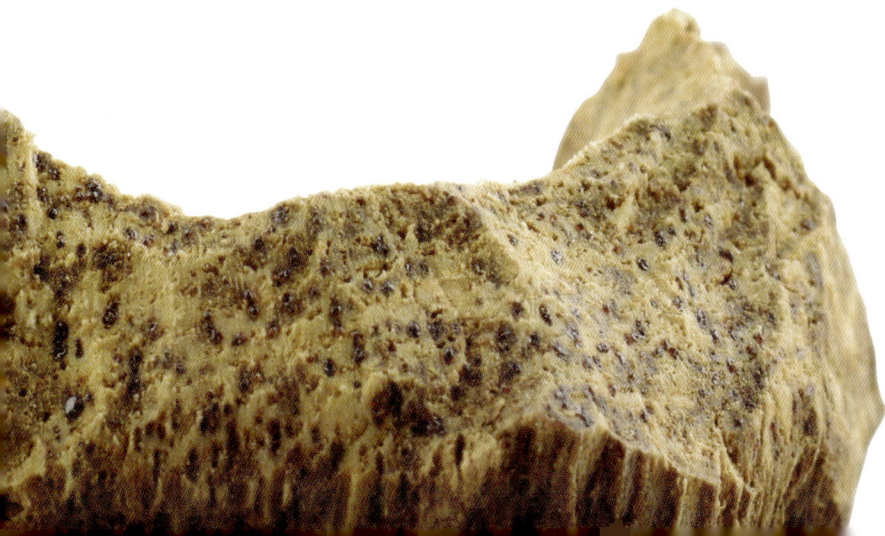

野生沉香·进口料

第三节 保 存

一、失 香

沉香的香味并不是像所有卖沉香者宣称的那样久远，如果保护不好，沉香的香味同样会尽失。如陕西省珍贵文物展有一件清代军机大臣王鼎的沉香如意，在展出之前到处都是虫眼，香气尽失。当时的工作人员也怀疑是假的，因为大家都知道沉香本身的香气可以防虫蛀。但检测结果为沉香（王世雄，1985），从而用实践证明了沉香如果保护不好同样会有损香味。所以对于珍贵的沉香，欣赏和保护需并重。

二、活 虫

沉香并非是完全的不腐之身。对于买回来的沉香一定要先观察，进行有效的保护。特别是对于几乎失去香味的沉香应仔细观察，沉香上是否有木屑析出。如果是连续不断的析出，显然沉香体内有活虫，急需进行杀虫处理。通常情况下，这种现象比较少见，多出现在保护特别不好的沉香之上，或是文物级别明清古董沉香之上。鉴定时应注意。

三、保 存

沉香最好的保存方法是密闭。沉香置于密闭的环境当中，其挥发的速度会减慢，操作比较简单，不用放在真空的环境当中，只要放在密闭的盒子内，或封存在自封袋内都可以有效地降低油性的减少，以及香味的挥发速度。

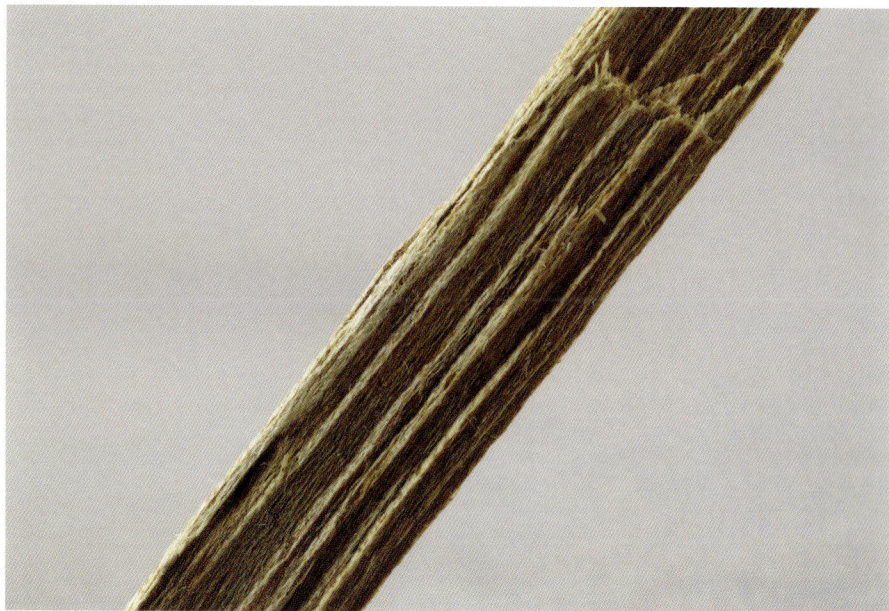

人工沉香·国产料

野生沉香·进口料

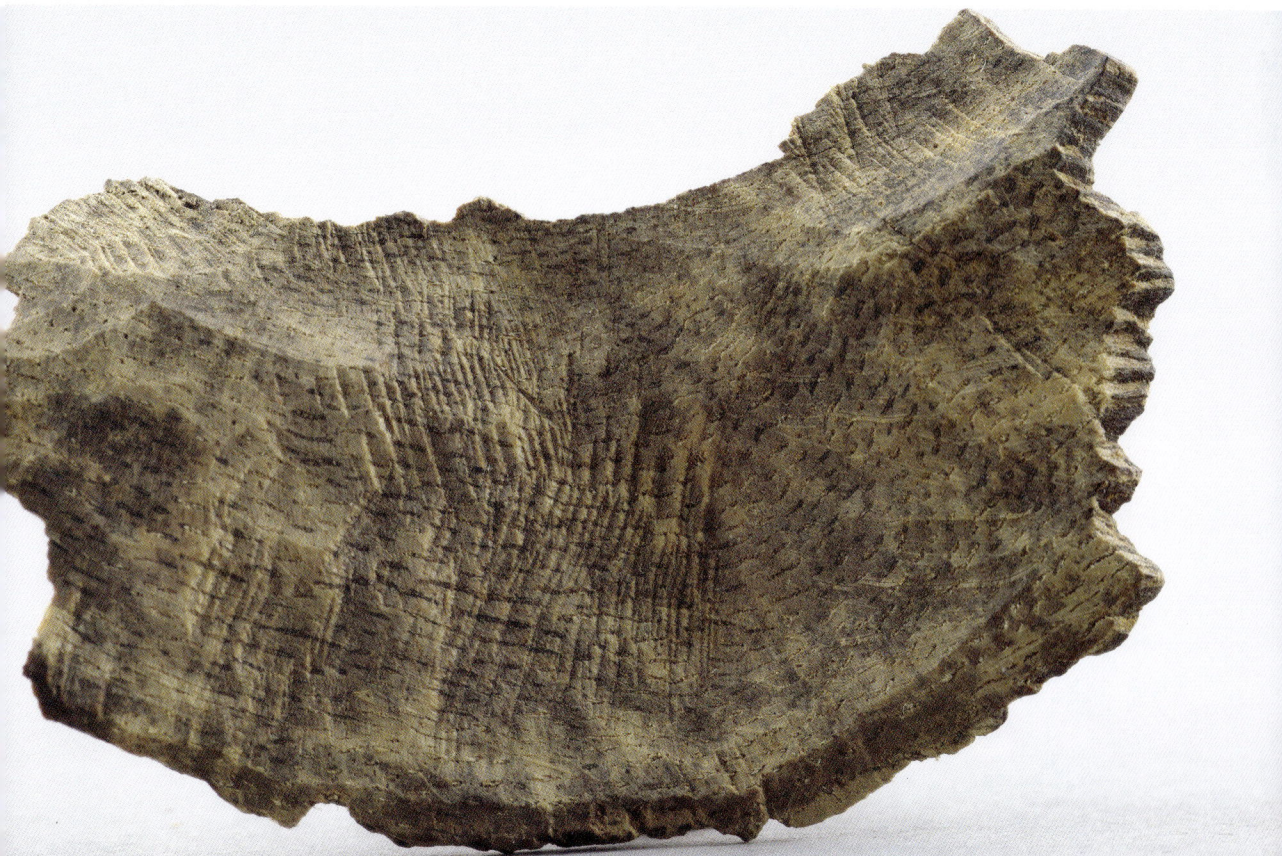

第二章　沉香鉴定

第一节　特征鉴定

一、出土位置

　　出土位置特征主要涉及中国古代沉香制品，不涉及当代沉香。中国古代沉香有见，但数量非常少，以墓葬发掘为主，遗址当中很少见到。其原因主要是沉香原料难得。在古代，海南、广东等产沉香的地区均远在"天边"，路途遥远，交通十分不便，人们对于沉香十分珍视，多是生前佩戴，死后随葬。墓葬内放置的位置多是显要部位，佩戴的位置多如生前。如项链（也就是珠子散落的地方）多出土在墓主人胸前。总之，多是出土于棺椁内部。我们来看一则实例，北宋沉香，"南京报恩寺七宝阿育王塔内"（王颖竹等，2012），这足可以看出人们对其的珍视，将其存放在阿育王塔内。

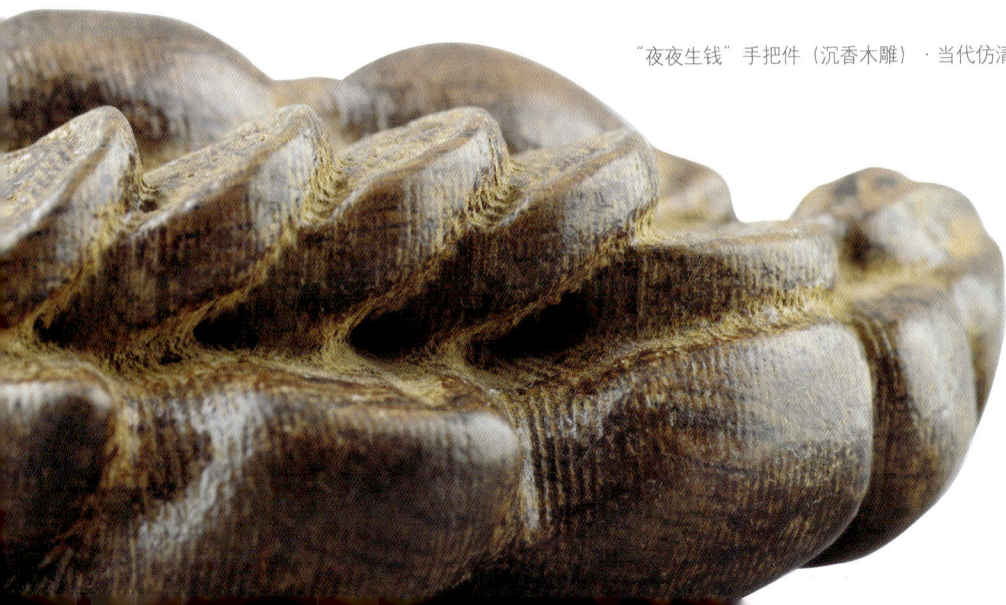

"夜夜生钱"手把件（沉香木雕）·当代仿清

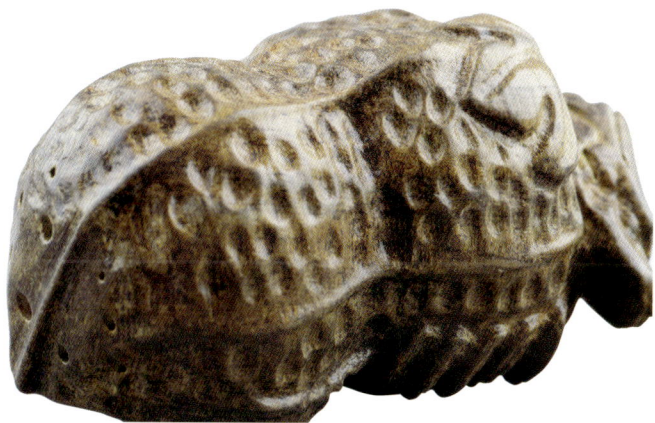

"夜夜生钱" 沉香木雕·当代仿清

二、件数特征

沉香在数量上的特征对于鉴定而言十分重要，可以反映出沉香在一定时期内流行的程度，给鉴定提供概率上的切实帮助。从数量上看，中国古代墓葬或者遗址出土沉香的情况很少见，不过熏炉倒是很常见。从传世品的情况来看，主要以明清时期和民国为主，传世品的数量远远超过墓葬和遗址出土的数量，而且从品相上看保存得比较好，可见沉香自古就十分珍贵。在明清时期虽然各种各样的沉香制品出现了，但由于过于珍贵，所以随葬的情况比较少见，墓葬出土以 1 件为多。如明代沉香，明昭勇将军戴贤夫妇合葬墓发掘出土"沉香木镂雕包金腰带 1 件"（江西省文物工作队，1984）。一般的墓葬当中很少出现沉香，多为一些有身份的人在使用。由此件数特征可知，如果大批量的发现古代沉香制品，须先辨明真伪，以防有问题。相比之下，当代沉香在数量上多一些，如八仙、手串、腰带、印章、如意、葫芦、狮子、摆件、笔舔、佛龛、臂搁、佛珠、项饰、观音、各种佛像、插屏、和合二仙、刘海戏金蟾、盒、关公、花生、童子、罗汉、珠子、水盂、牌饰、挂件、耳环、戒指、

铜博山炉·汉代

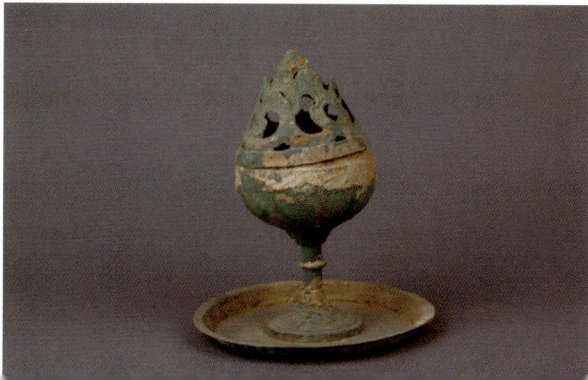

绿釉薰炉·汉代

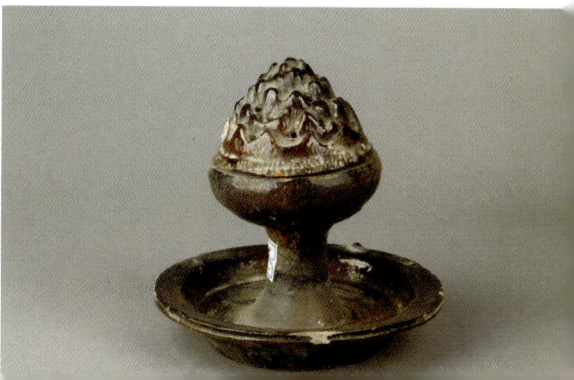

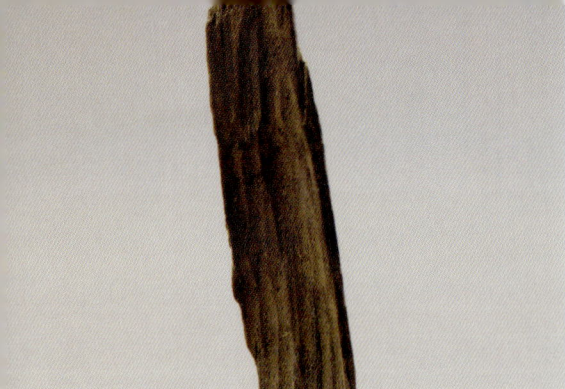

加里曼丹沉香（90%沉）·印尼

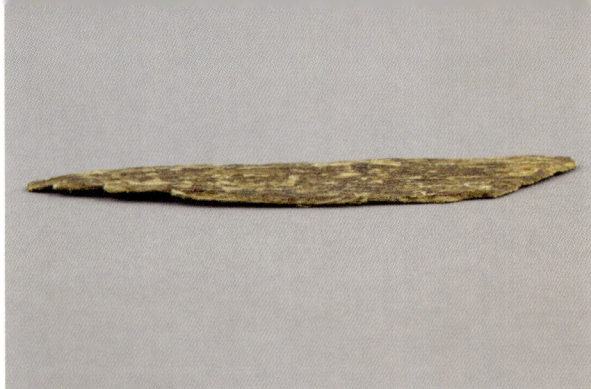

加里曼丹沉香·印尼

蝉、灵芝、多宝串、香插、蝙蝠、扳指、朝珠、念珠、把件、随形山子、花插、笔架、镇纸、沉香扇等。观音坐像、立像、挂件等都有见，这主要得益于当代原料的聚集性。国内的沉香目前出口很少，而是大量地进口国外沉香，这使得沉香在件数特征上进入到中国历史上最为繁荣的一个时期。相信今日之盛世，在盛世收藏之风的推动下，沉香在数量上一定能够再创新高。更多人会享受到沉香所带给人们的惬意。但是，我们在看件数特征时要有一个量上的大致概念。如高品质沉香的产量中国很少，即使全世界的产量也是十分有限，在几十到数百千克之间徘徊。因为野生沉香的形成实际是一种机缘，是树木在受到意外伤害后自愈和自我疗伤的一个过程所产生的。而这种意外有的时候可能几百年都不会发生，即使发生结香也是非常的慢，没有百十年结不出像样的香，因此完全野生的沉香的产量实际上是不可预判的。因为如果"意外"不发生，沉香树可能永远都不会结香。所以如果我们看到过于高档的料频现，那么显然要引起注意，看是否为高仿品。

加里曼丹沉香·印尼

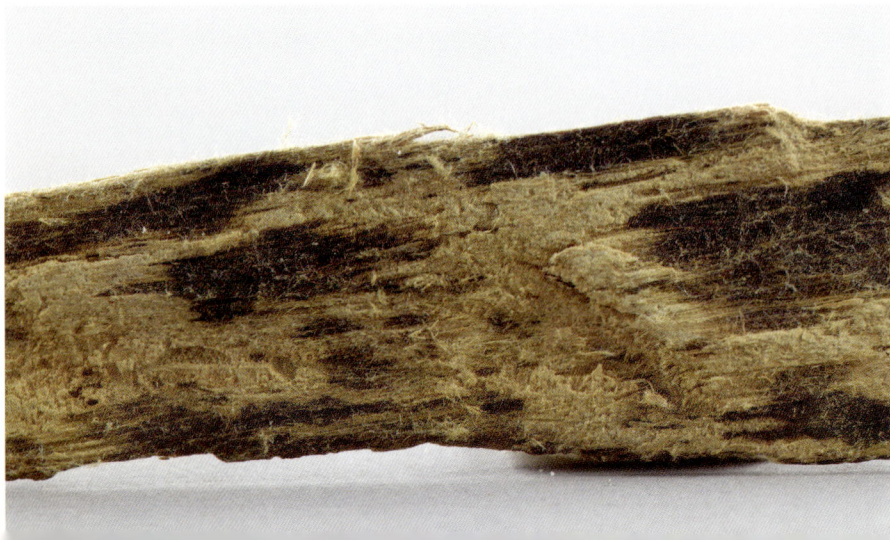

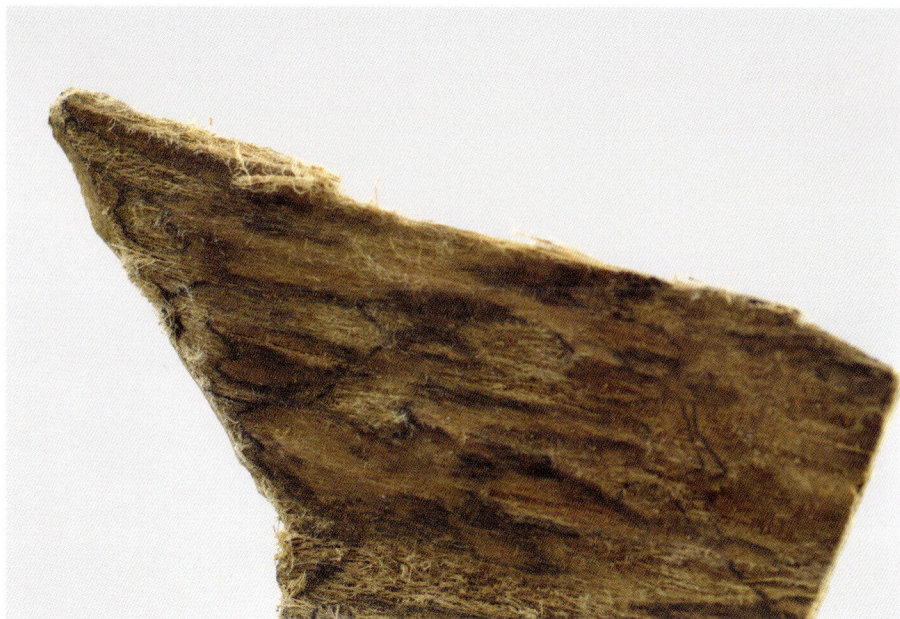

伊利安沉香·印尼

三、完残特征

（1）完整。沉香在完残特征上比较复杂。古代沉香和当代沉香通常情况下都是比较好，特别是当代的沉香是商品，在完残程度上更是比较好，基本上都是完好无损的器物。古代沉香从传世下来的明清沉香来看多数是完好的，其实再古老的沉香也是这样。我们来看一则实例，北宋沉香，"香料木质坚硬"（王颖竹等，2012）。可见，宋代沉香料也是比较完好。报告指出原因是因为质地比较坚硬。实际上，沉香的致密程度相当好，所以沉陷残缺的情况不是很严重。而且沉香有蚁虫不食的特点，这也是沉香完整器比较多的原因之一。

压油广南沉香手把件·越南

野生沉香·进口料

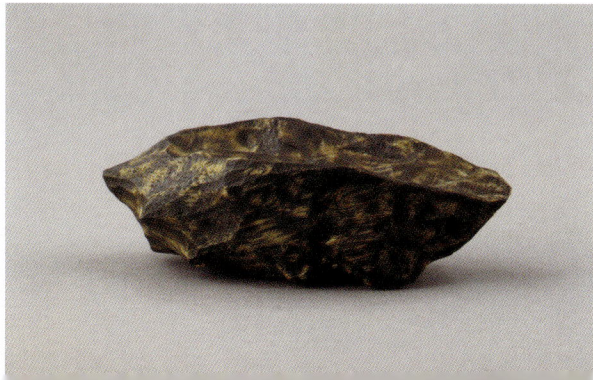

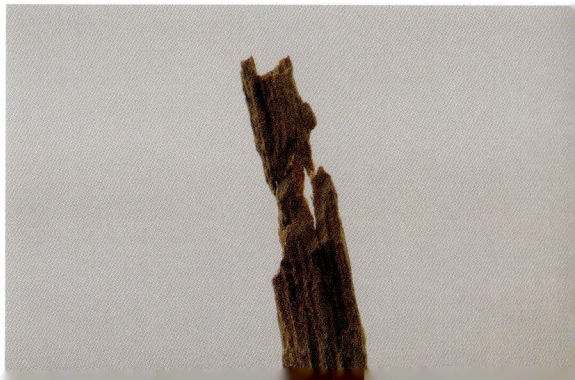

（2）残缺。沉香残缺的情况也有见，因为沉香实际上是比较脆弱的，磕碰、腐蚀、虫蛀、失亮、香味减淡、油性散失的情况都有见。我们来看一则实例，清代沉香，"因年代久远，又没有密闭保存，挥发油已逐步散失，使它失去了原有的浓郁香味，同时也失去了防虫能力"（王世雄，1985）。由此可见，沉香并不像宣传的那样不采取任何措施就可以永久性保留香味，其香味和挥发油也是慢慢会散失的。只是因致密程度的不同，挥发油和香味散失的程度不同而已。而且一旦失去香味，沉香仍然可能遭受到虫蛀。另外，从明清时期传世来的沉香制品来看，品相基本上都比较好。一是沉香的质地致密、坚硬，脆性又不大，客观上抗损坏性比较强；其次是因为沉香在各个历史时期基本都是一种贵重的香料，古人对其都比较珍视，所以人为损坏的情况不是很常见，人们对其保护的措施通常也都是比较得当。墓葬由于土埋，对于沉香的损害基本上很小，而且可能在失氧的环境当中对其还是一种封闭性的保护。如"土沉"实际上也是沉香形成的一种方式。另外，从散落上看，古代沉香串珠穿系的绳子通常撑不了多久，很快就会散掉，有的时候能够全部找到，但有的时候个别找不到。所以从理论上讲，有穿系者容易产生这样的残缺，而且很多情况下是。我们现在看到的古代沉香作品，实际是经过重新穿系而成的复原器，而不是真正当时的原物。来看一则实例，明昭勇将军戴贤夫妇合葬墓发掘的沉香木镂雕包金腰带，"计20块。"（江西省文物工作队，1984）。可见，这件明代沉香腰带是由20块组成，但显然是复原器。从磨伤上看，明清沉香磨伤的情况极少，民国当代沉香也极少。看来无论是在古代还是当代，人们对沉香都是十分珍视的，鉴定时应注意分辨。

"夜夜生钱"手把件（沉香木雕）·当代仿清

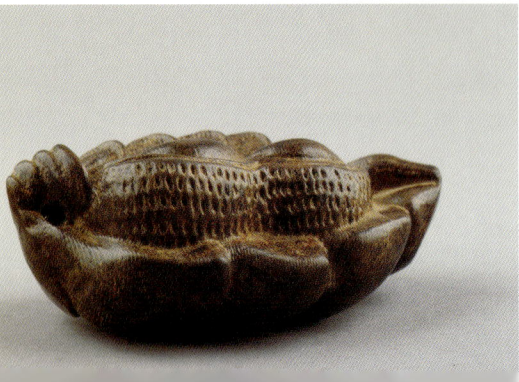

"夜夜生钱"沉香木雕·当代仿清

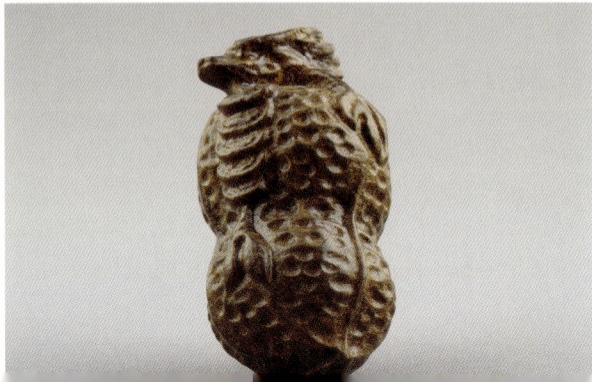

四、组合情况

　　沉香与其他器物组合成器的情况常见，如金、银、玛瑙、琥珀、玉器、红木、其他珠宝等。串珠中就常见沉香和其他珍贵材质共同成器，吊坠也是经常有见，如多宝的吊坠链等。从时代上看，沉香与不同质地的组合以当代为主，种类最多，作伪多见。而在古代沉香与其他质地共同成器的情况也有见，只是在数量上和种类上比较少而已。我们来看一则实例，明代沉香木镂雕包金腰带，"木雕四侧边全包金"（江西省文物工作队，1984）。可见这件明代沉香腰带是以外面包裹黄金的形式存在。之所以包裹黄金主要应该是保护沉香不受到摩擦等损耗。另外，同黄金在一起也是映衬出沉香材质的珍贵性。但古代像这样的情况比较少见，从明清时期大量传世下来的沉香制品来看，沉香讲究的是内敛之美，并不张扬，大多数明清沉香制品都是独立成器，并不"穿金戴银"。这一点我们在鉴定时应注意分辨。其实，我们当代基本上也是这样，多数沉香制品也都是独立成器，与其他质地珠宝结合的只是串珠等，但也不是对等的关系，主要还是以沉香为主，如可能，会使用一些青金石、玛瑙等的隔珠等。由此可见，沉香之美在今日仍以"内敛"为重。鉴定时应注意分辨。

野生沉香 · 进口料

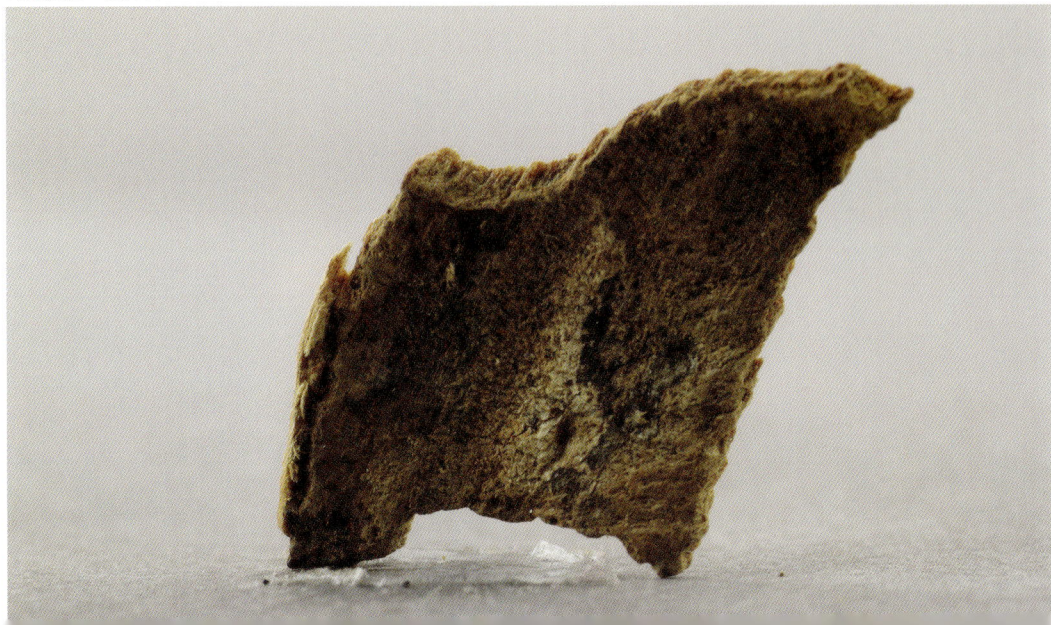

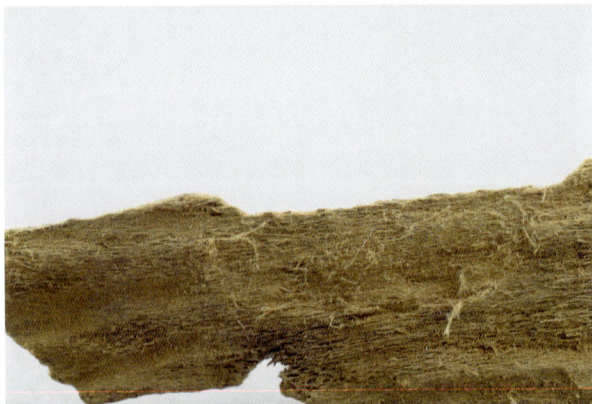

伊利安沉香·印尼

第二节　工艺鉴定

一、穿　孔

　　沉香无论是吊坠、项链、手串等，都需要穿孔，这样才能够使用，因此穿孔在沉香制品当中应用最为广泛。从穿孔的情况可以看到很多历史信息，如从穿孔上可以看到沉香的磨损痕迹。再者也可以从钻孔的技术上断定时代，窥视到当时工艺上的技术水平。因此沉香的穿孔特征对于鉴定来讲十分重要。从时代上看，无论是古代还是当代，沉香都需要钻孔，沉香钻孔显然比玉石容易得多。而我们知道，古人对于玉石的钻孔已经是游刃有余，所以沉香在钻孔技术上应相当成熟，基本上没有太大的缺陷，只是由于手工钻孔会在沉香钻孔上留下手工制作的痕迹。而当代沉香在钻孔上同样技术很发达，钻孔通常情况下更为完美，因为基本都是机械穿孔。沉香大小不一，但同一规格的，穿孔大小相同，孔洞圆度规整，多为圆孔，通常都十分精致。从打孔的位置上看，沉香打孔多数是讲究对称，主要以实用为主。如吊坠打孔多是在上端的中部，这样可以保持平衡；珠

伊利安沉香·印尼　　　　伊利安沉香·印尼　　　　伊利安沉香·印尼

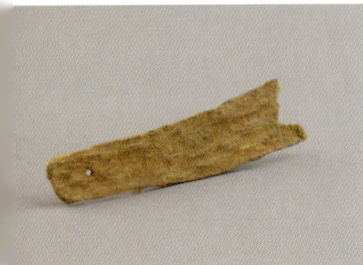　　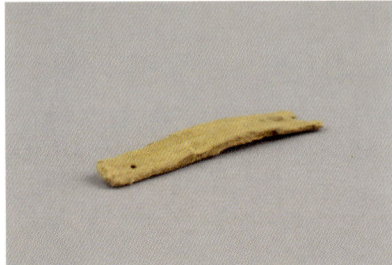　　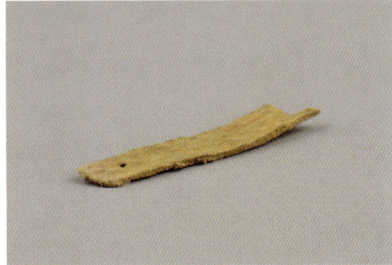

子的打孔也是在中部，十分讲究对称。但这种对称显然不是绝对几何意义上的，特别是手工制作出来的珠子更是这样，其判断的标准是视觉。从数量上看，当代机器钻孔的确是提高了生产效率，出现了比任何一个时代都多的沉香珠子，及有打孔的造型。我们在鉴赏时应注意区别古代和当代沉香在钻孔技术上的异同。

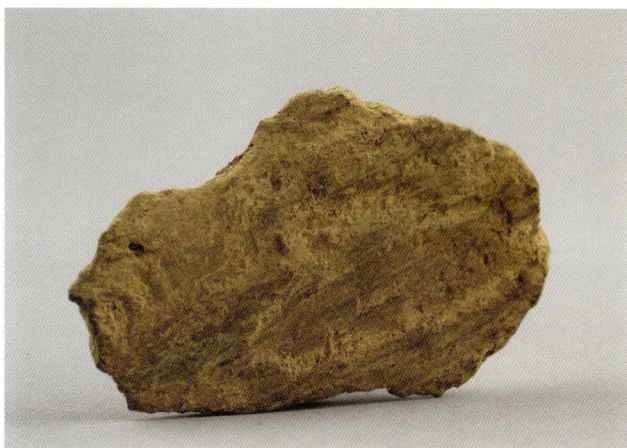

伊利安沉香·印尼

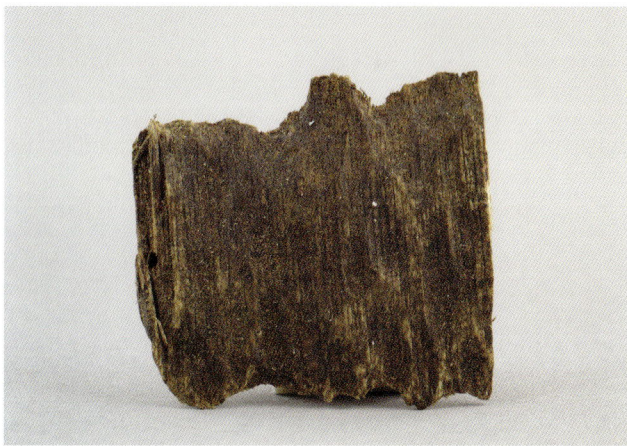

越南顺化沉香

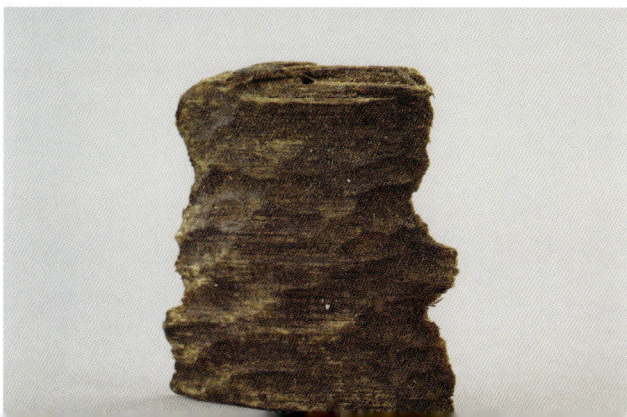

越南顺化沉香摆件

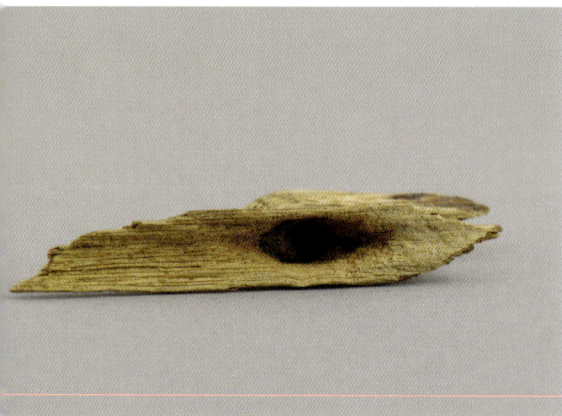

顺化沉香·越南

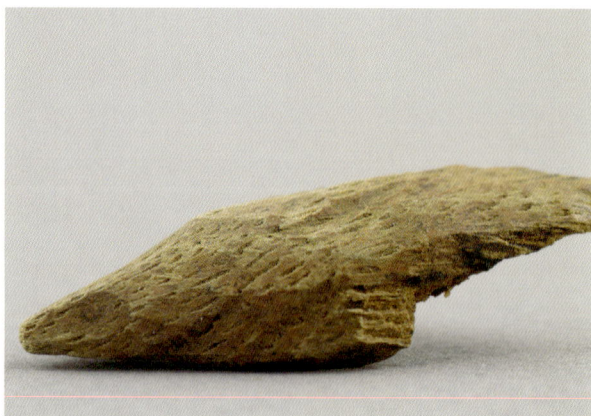

加里曼丹沉香（90％沉）·印尼

二、打 磨

　　沉香在打磨上特征明确。打磨是沉香做工的重要环节；沉香也是不打磨不成器。沉香的原材是树脂的结晶体，好的沉香，致密坚硬，非常有利于打磨。沉香不打磨的时候过于内敛，有的时候像是枯木，但是一旦打磨便会光滑、润泽，有很好的手感，通体闪烁着非金属的淡雅光泽。

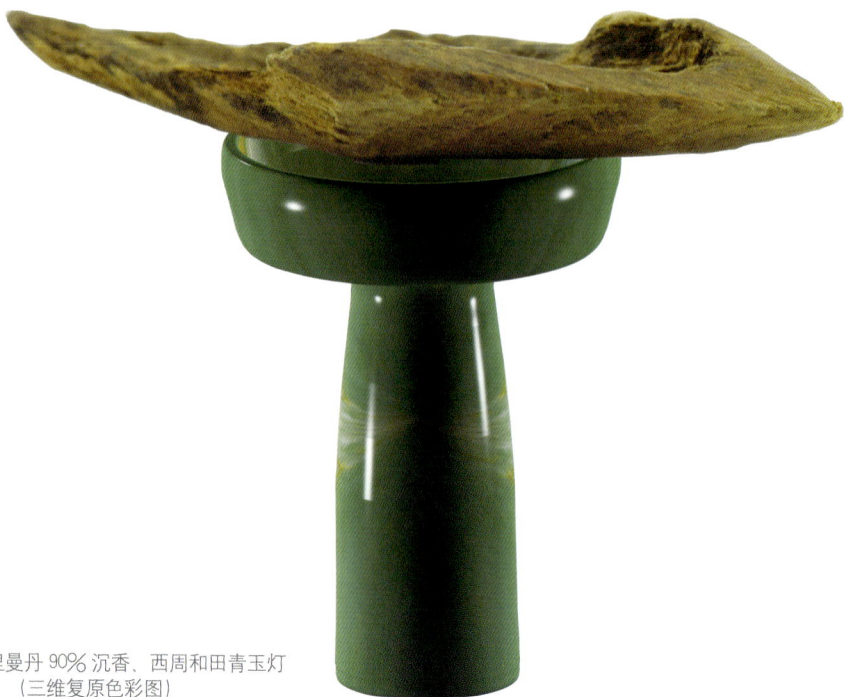

加里曼丹 90％沉香、西周和田青玉灯
（三维复原色彩图）

　　从时代上看，无论古代还是当代对于沉香的打磨都是比较仔细，因为沉香的材质真的是太珍贵了，需要数十、甚至几百年的时间才能形成，工匠们深知这一点，所以在对沉香的打磨上都十分仔细。从当代沉香上看，在科技力量的支撑下打磨沉香这算不了什么，所以我们看到当代沉香的打磨几乎都是非常好，整齐划一，这显然就是机械化带来的优越感。但当代沉香在打磨的细节上往往不如古代，特别是对于一些特殊器物造型，比如有的是镂空雕，有的是机械达不到的地方，由于量比较大，加之成本问题，所以在打磨上往往就容易出问题。这与古代沉香极为重视细节，不放过任何死角显然是背道而驰的。因此当代沉香的打磨在取量的同时，也应该反思。但是当代沉香的确在打磨的干净程度上取得了相当大的成功。另外，一些较为难打磨的珠子等造型的数量也相当可观。我们知道，当代机械打磨而成的串珠数量很大，而这在古代，实际上是不可想象的工作量，这一点，我们在鉴定时应注意分辨。

伊利安沉香·印尼

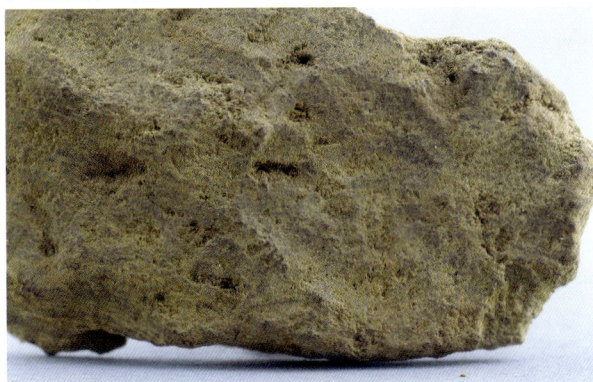

伊利安沉香·印尼

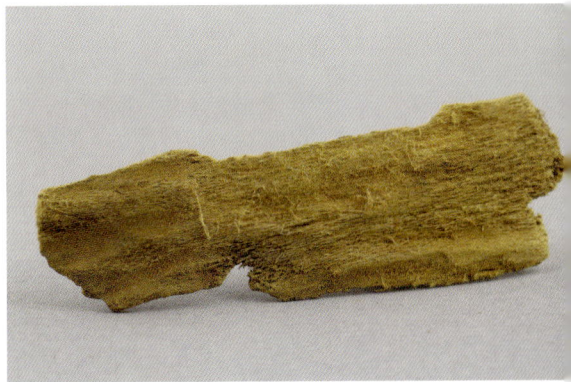

顺化沉香·越南

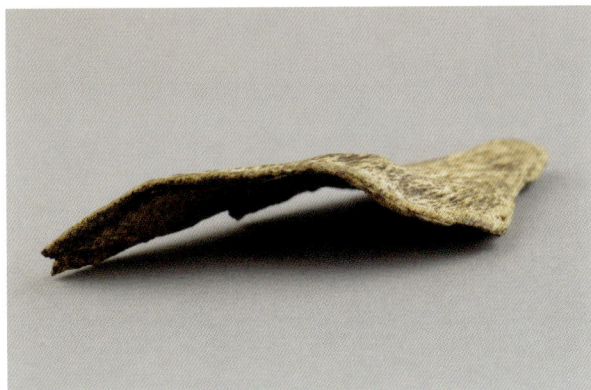

加里曼丹沉香·印尼

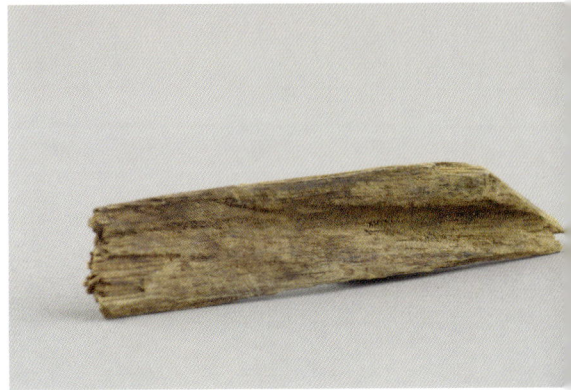

三、使用痕迹

沉香制品在使用痕迹上特征不明显，如表面包浆、色彩、磨损等诸多能反映沉香的使用痕迹的特征都不是太明显。这一点无论从挂件，还是明清时期传世下来的工艺品来看都是这样。这些工艺品通常情况下包浆都比较好，也无明显的磕碰痕迹。根据沉香的品类，有的带有淡淡的清香，我们来看一则实例，北宋沉香料，"有淡淡香气"（王颖竹等，2012）；但有的不带香味，只在点燃时才会有香味。总之，从宏观上看没有明显的变化。如我们拿一件清代的料和当代发现的野生沉香料相比，实际上差别并不大。但是从微观上看，使用痕迹应该还是可以感受到。如经过盘玩的沉香包浆更加明显，有时会有一些腐蚀等。但这些特点不是硬性的，都是隐形的，所以我们在鉴定时只能从大的方向上把握一下，之后再从别的鉴定要点进行突破。但是如果有穿孔的沉香件，如吊坠等，我们可以通过穿孔磨损的程度来作为标准，判断其磨损的程度，这一点只要仔细观察都可以看得出来。

顺化沉香·越南

人工沉香·国产料

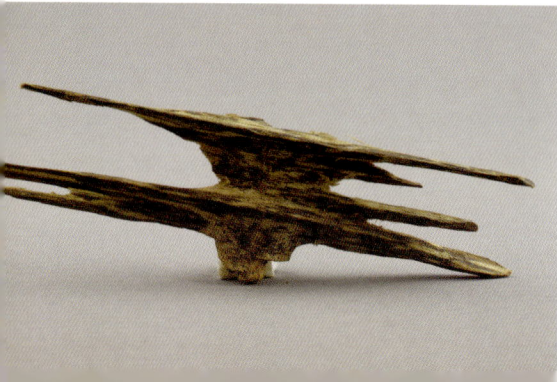

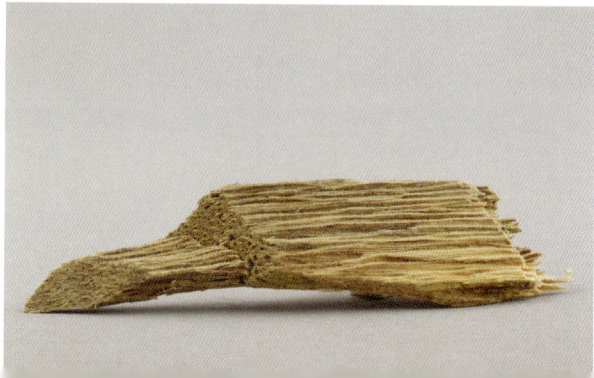

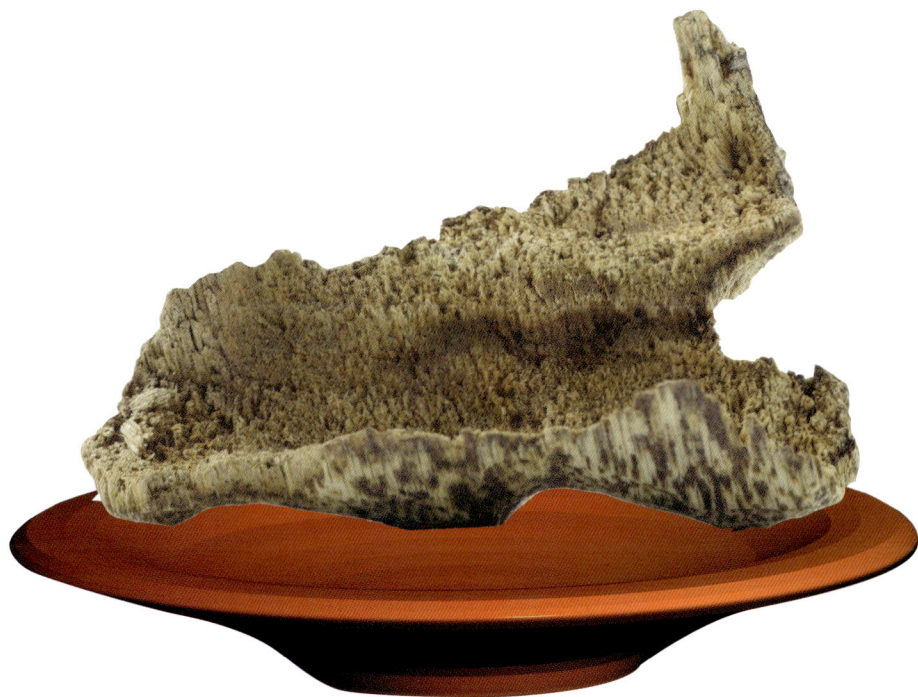

芽庄沉香、玛瑙碟（三维复原色彩图）

　　不过，以古代沉香冒充当代沉香的情况很少见，一般都是用当代人工产的沉香冒充古代沉香制品。有人将盘玩作为一种作伪的手段，戴在身上不断地盘养，冒充老沉香。但这种情况破绽也很多，因为沉香的盘玩不是一朝一夕的事情；再者主要是人工沉香和老沉香也有着本质的区别，这不是通过盘玩就可以解决的。这一点我们在鉴定时应引起特别重视。

伊利安沉香·印尼

顺化沉香·越南

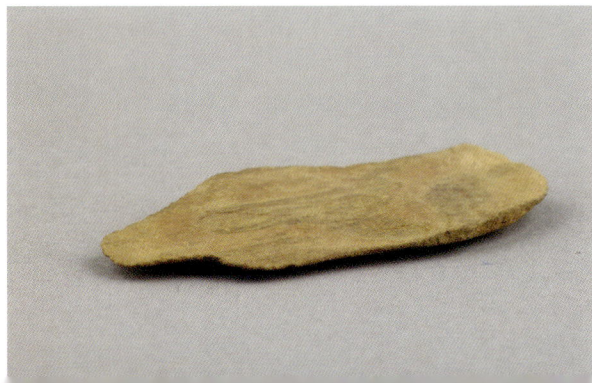

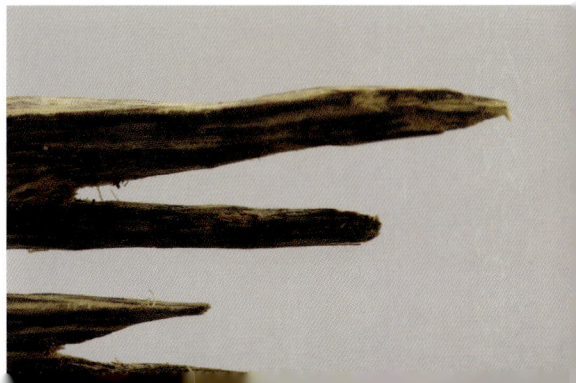

四、纹 饰

沉香在纹饰上特征相当明显。沉香在制作当中讲究料、型、纹饰等的多重装饰手法。从时代上看，无论古代还是当代都是这样。从数量上看，有纹饰的沉香和素面的沉香相当，也就是说平分秋色。从繁复情况来看，素面者主要以料和型取胜；有纹者，多是构图复杂，精雕细琢。从题材上看，比较丰富。常见的纹饰题材主要有麒麟、生肖、侍女、八仙、弦纹、花卉纹、瓜棱纹、龙纹、舞狮、渔翁、婴戏、诗文、山石、历史故事、神话故事、博古纹、和合二仙、鸳鸯、燕、喜鹊、鹤、蛙、蜻蜓、蝴蝶、蝉、观音、弥勒、佛教题材、道教题材、钱纹、波浪、海水江牙、竹林七贤、马上封侯、莲瓣纹、宝相花、柿蒂纹、牡丹、忍冬、杂宝、吉祥图案、蔷薇、梅花、兰花、树木、蕉叶纹、叶脉纹、竹、果蔬、瑞兽、鱼纹、牛纹、虎、鹿、驼、狮、蝙蝠、鸭、鹅、鸟纹等。由此可见，沉香在纹饰题材上的确是十分丰富。从出现频率上看，古代和当代基本相当，但相比之下以明清时期频率高一些。很多明清时期的沉香喜欢雕琢纹饰，从比例上看是这样，但是从绝对数量上看以当代为显著特征。另外，从具体纹饰出现的情况来看，并不是以上所有的纹饰都经常出现，而是麒麟、蔓草、山水、花卉、花鸟、赤壁图、松鼠葡萄、祝寿图、苍松、高士、观音、弥勒、释迦牟尼、关公、八仙人物、松鹤、龙纹、灵芝、竹节、竹林七贤、马上封侯、刘海戏金蟾、金猴献寿、和合二仙、携琴访友、诗文、龙凤、凤纹、人物故事等的纹饰图案会经常出现。如一件明代沉香木镂雕包金腰带"其中三块镂雕缠枝莲花图案"（江西省文物工作队，1984）。

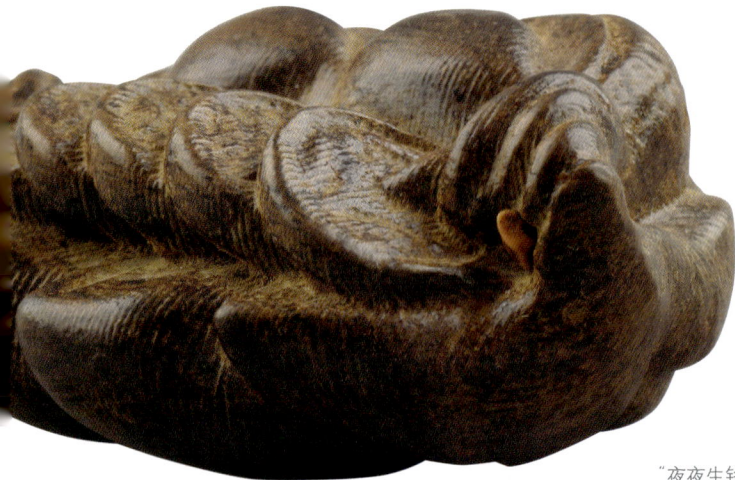

"夜夜生钱"手把件（沉香木雕）·当代仿清

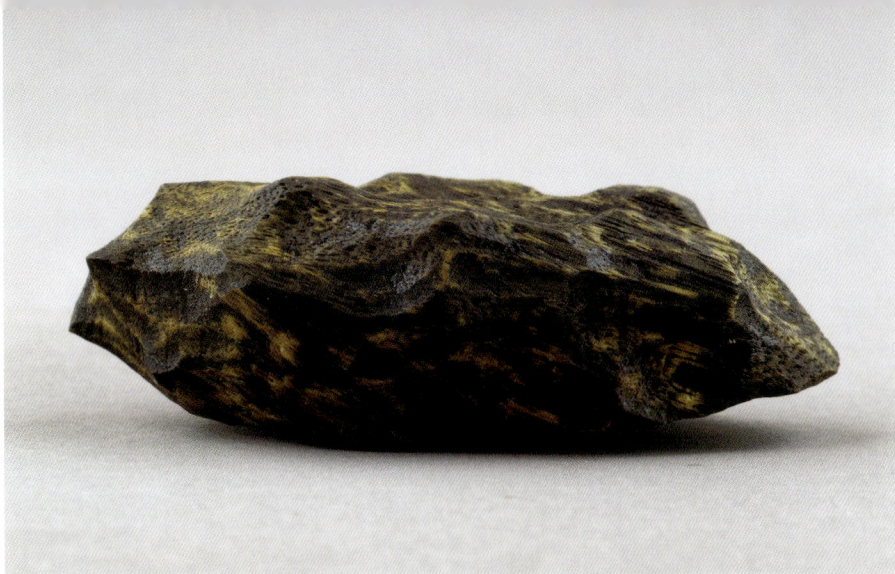

压油广南沉香手把件·越南

　　从雕刻难易程度来看，由于有的沉香质地相对较软，所以在其上雕刻纹饰犹如在纸上绘画，相对来讲比较容易。这也是沉香之上频现纹饰的一个原因。当然，这里所说的沉香都是料比较好的沉香，与当代所见到的许多质地差的沉香，如药店里卖的药沉等是不一样的。因为如果是质地差的沉香，结构疏松，根本不能用于雕刻纹饰。从雕琢方法上看，沉香在纹饰雕刻上各种方法无所不用其极，片雕、圆雕、刻画、剔花、浅浮雕、浮雕、镂空等，都有见使用，而且多构图合理，线条流畅，刚劲挺拔，讲究场景化、故事化，生命感强烈。如一件明代沉香木镂雕包金腰带，"麒麟的后肢屈蹲"（江西省文物工作队，1984）。沉香上的麒麟的腿好像动了一般，动感强烈。总之方法多种多样，只为装饰出繁花似锦的沉香纹饰场景。但显然沉香上的这些纹饰本身独创性不高，因为我们也可以看到这些沉香上的纹饰多数为传统的延续。就是说除了沉香上有这些纹饰题材外，其他质地的器物之上也有见，如琥珀、玉器，甚至瓷器等都会有见。这说明沉香对于历代纹饰题材的借鉴的确是比较多，在纹饰题材上创新比较少，主要是以题材的不同组合方式，以及切合于沉香质地的纹饰为主创新点。如清代中期常见竹林七贤的笔筒，这种纹饰早就有见，只是可能是刚好契合了当时纹饰的需要，所以在当时比较流行罢了。有的是雕刻一些比较神秘的动物，如蝙蝠等都比较常见，但明清时期的蝙蝠其本意应该有福禄吉祥之意。总之，纹饰就是在这一系列的设计构思中充当针线的作用，将各个方面的因素串联起来，共同彰显沉香之美和珍贵，以及人们对其的珍视程度。

 另外，当代沉香在纹饰上虽然是延续传统，如画面复杂，表现人物众多，动感强烈，场景全，有故事情节等。一些山子层峦叠嶂，亭台隐于山林之间，构图合理，对比强烈，传统的绘画艺术与立体的沉香雕件在一起，全景式的立体雕件有着平、深、高等多层次的艺术效果，且比例尺寸掌握得十分恰当。加之机械雕刻，在电脑上设计好图纸，机器就可以按照图纸轻松地雕刻出纹饰图案，大大减轻了劳动，提高了劳动效率，降低了成本，所以当代纹饰在繁缛和复杂程度上可以说是延续了明清，而且超过了明清。只是机械化带来的是程式化的作品，这一点显然是不及明清的地方，但总体上超越明清。不过，我们可以看到当代最好的沉香作品却可能是素面的。在商店内我们可以看到一些非卖品，或者是价格很高的奇楠摆件，其实并不雕刻纹饰。这说明，其实沉香在当代自明清而来的料、型、纹饰共同取胜的天平开始倾斜，明显倾斜到了以料为重。当然这只是一种倾向，可能与当代料比较缺乏有关。这一点我们在鉴定时应注意体会。

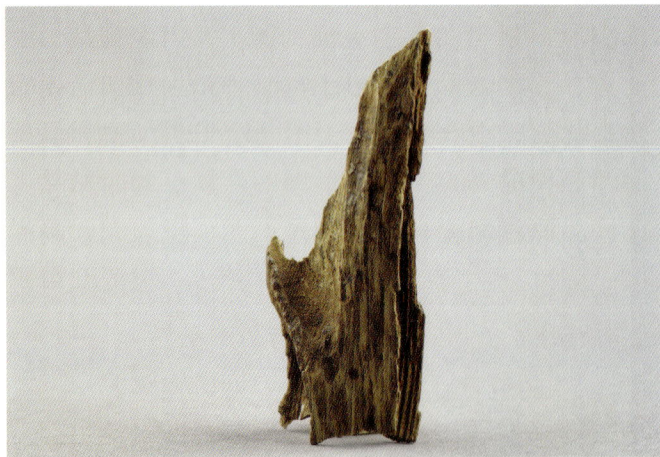

会安随形盔帽状沉香（90% 沉）·越南

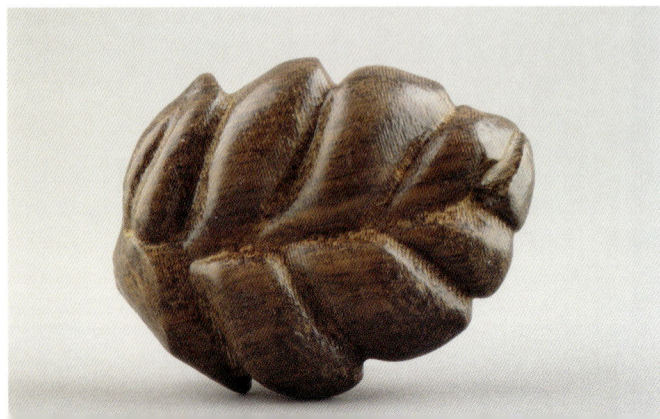

"夜夜生钱"手把件（沉香木雕）·当代仿清

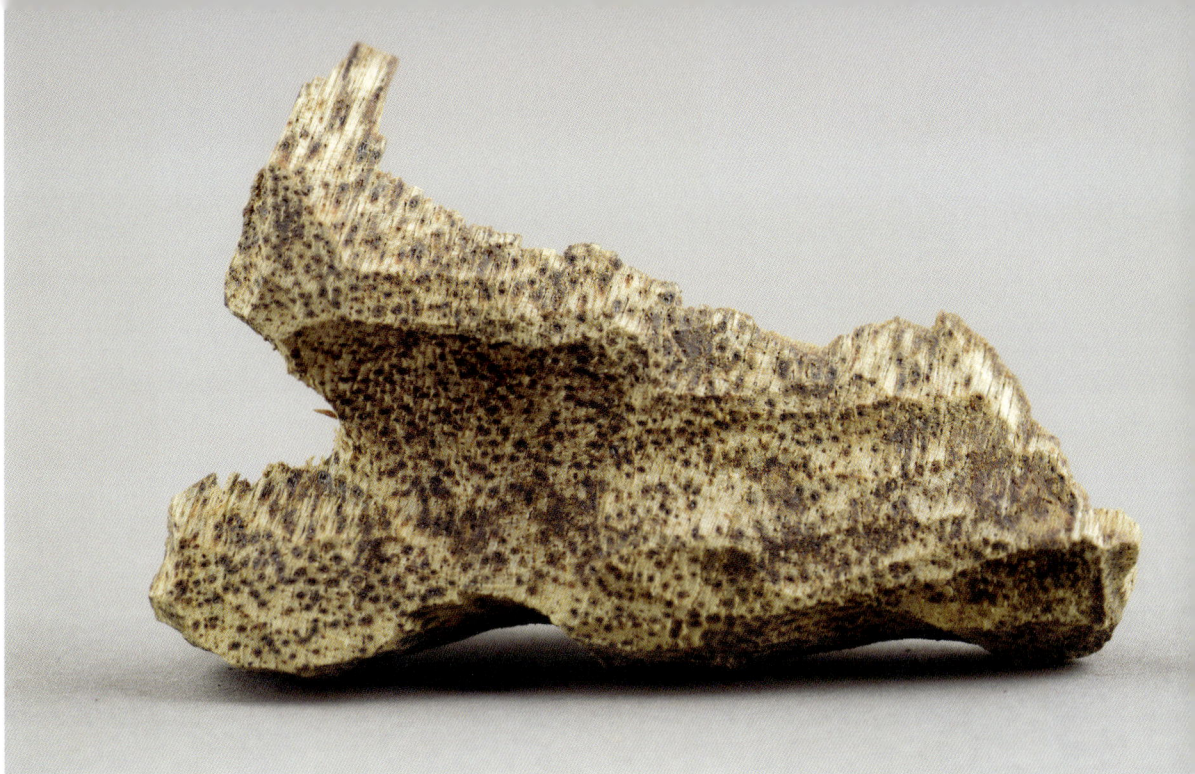

芽庄沉香随形摆件·越南

五、色 彩

　　沉香制品在色彩上十分丰富，常见的色彩有绿色、白色、土黄色、紫色、黑色、红土色、黄褐色、棕黄色、黄白色、深绿色、黄棕色、金丝黄、灰黑色、金黄色等。由此可见，沉香制品在色彩上十分丰富，同时也可见其复杂性。实际上我们可以看到这些色彩许多不是沉香的本色，只是由于是人工制品，由于人们的盘玩等因素，可能会在色彩上有微小的改变。这一点很容易理解，因为就沉香的色彩来源而言，实际上受到外界环境的影响很大，如黄土沉，就是在越南一些古代沉香树倒伏之后埋藏在土壤内，久而久之，受到土壤的侵袭而形成。总之不同环境会使沉香形成不同的色彩，但其本质不变，可见沉香色彩其实没有过于深刻的内涵。但是沉香一旦成为工艺品，就要与人打交道，就要接受人们的评头论足，人们根据这些色彩将其定名。如奇楠香中将白色的沉香称为白奇楠、绿色称为绿奇楠等。有的时候价格也受到色彩的影响，如白奇楠和绿奇楠的价格就十分昂贵。从数量上看，沉香市场上数量最多的显然是土黄色、黑色、红土色、黄褐色、棕黄色、黄白色等，这一点我们在鉴定时应注意分辨。从产地上看，国产沉香多呈现出棕黄色、黑褐色；进口沉香在色彩上多以黑褐色为主，或者是黑色和黄色交错纹理存在，色彩

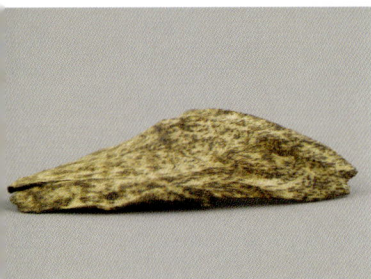
顺化沉香·越南

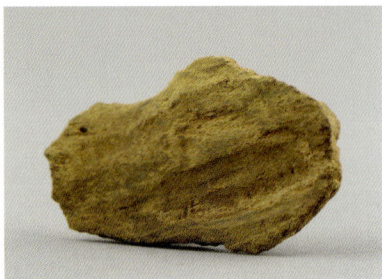
伊利安沉香·印尼

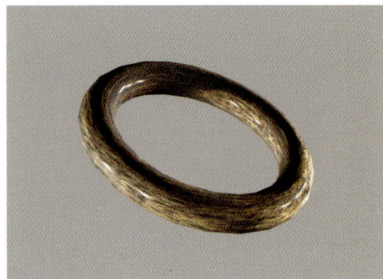
顺化沉香镯（三维复原色彩图）·越南

与国产沉香区别较大。这些特点我们在鉴定时应注意区分。从时代上看，沉香色彩在时代特征上并不是很鲜明，如一件北宋沉香料，"颜色为淡黄褐色"（王颖竹等，2012）。可见这件宋代沉香料在色彩上呈现出的是淡黄褐色。不过沉香的色彩是会略微改变的，如果在外面放置接触空气的时间比较长，很有可能这种浅淡的黄褐色在色彩上会变深，甚至会变成和明清时期传世品大多数的色彩一样比较深的颜色。所以对于沉香而言，其色彩在时代上没有过多的可比性，主要与保存环境有关。如果是像上面宋代沉香那样保存在阿育王塔内，在一个封闭的环境当中，不再受到空气及土壤环境的影响，可能它的色彩基本上不会改变，或者改变很慢。但是如果是直接埋在环境潮湿的黄土中，经过千年之后，或许其色彩会有相当多的改变，这一点我们要注意分辨。从精致程度上看，沉香色彩与精致程度有一定的关系，因为人们认为贵重的色彩自然在工艺上也会更加精益求精。如白奇楠在制作时，工艺绝不会像普通街面上所看到的印尼

人工沉香·国产料

人工沉香·国产料

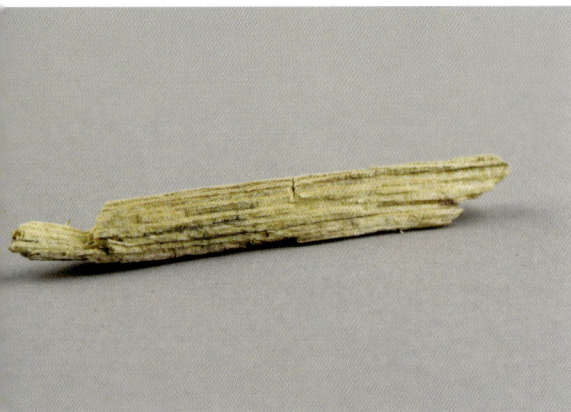

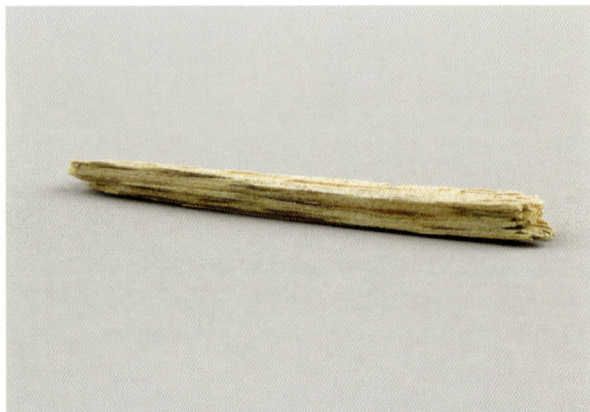

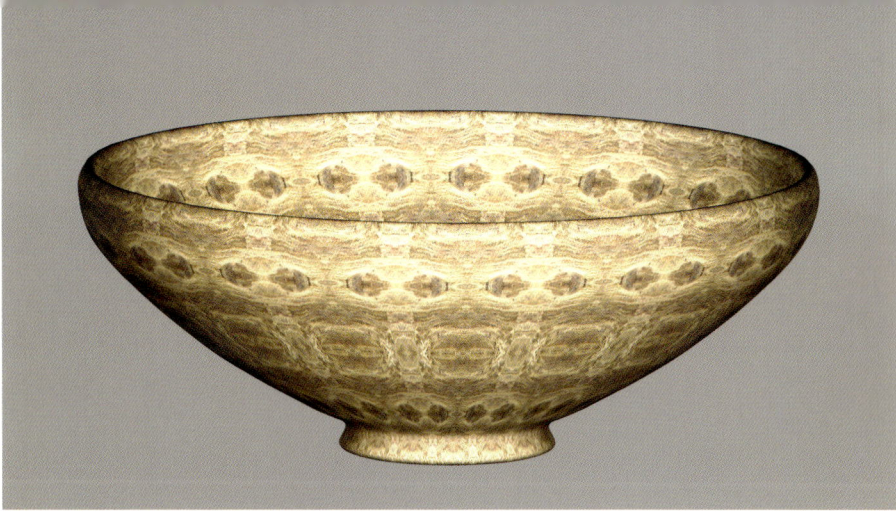

加里曼丹 90% 沉香碗（三维复原色彩图）·印尼

沉香那样的简单，通常都是比较复杂的，因为一件手掌那么大的白奇楠雕件，其价格可能是惊人的。而如果是棕黄色等人工香，那么它在精致程度上自然会受到成本的限制，比不上白奇楠，这是很正常的现象。我们在鉴定时应注意体会。其实，单以色彩来区分沉香的好坏有其局限性，但目前的情况显然是这样的。当然，色彩并非是沉香优劣体现当中的最终推手。我们可以试想一下，之所以什么样的色彩高贵，什么样沉香色彩普通，其实最初决定它的还是数量，其本质就是数量越少越珍贵。如白色越少，那么就越珍贵；绿色越少，越珍贵；而黑褐色、黄棕色等数量比较多，那么显然就显得不是太珍贵了。从渐变色彩上看，沉香真正纯正的色彩非常之少。沉香色彩的纯正程度总体并不是很好。多数沉香在色彩上有微小的渐变过程，就是局部从一个色彩演变到另外一个色彩。只是有的时候这种渐变色彩不是很严重，并不会影响到对于整体沉香色调的认定。而且沉香制品的色彩还会随着时间的流逝而变化，这是由沉香在色彩上的固有特点所决定的。当然这种在色彩上的变化会很微小。

加里曼丹沉香·印尼

人工沉香·国产料

加里曼丹沉香（90% 沉）·印尼

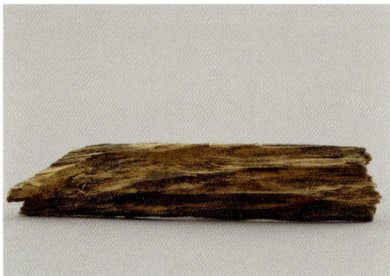

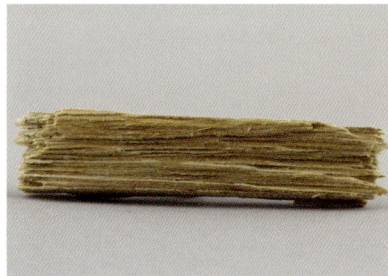

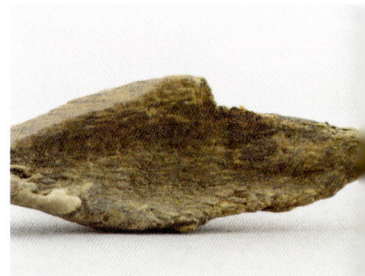

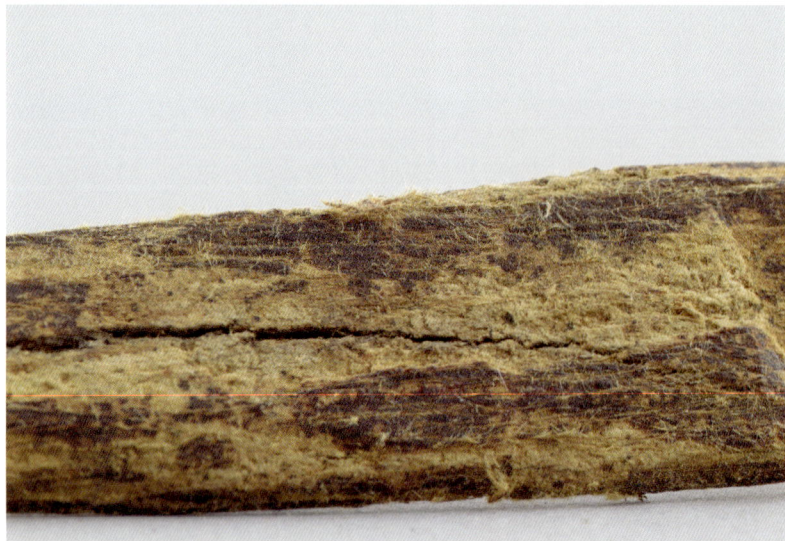

加里曼丹沉香·印尼

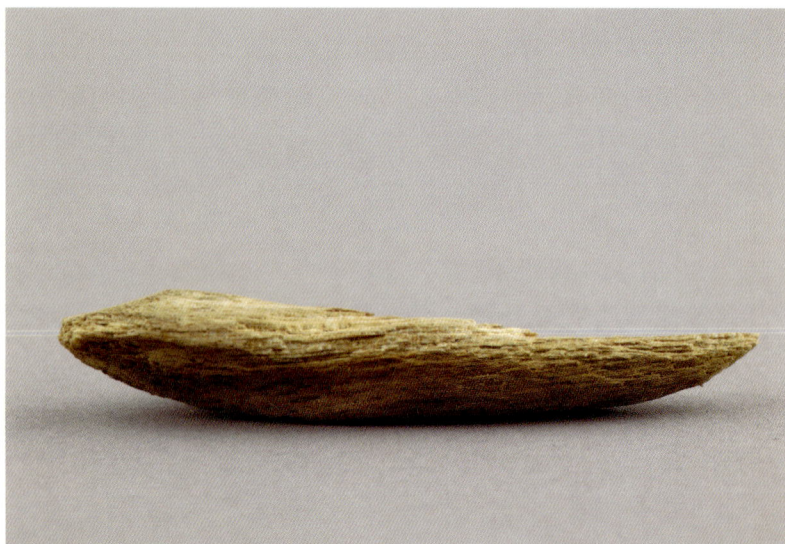

加里曼丹沉香·印尼

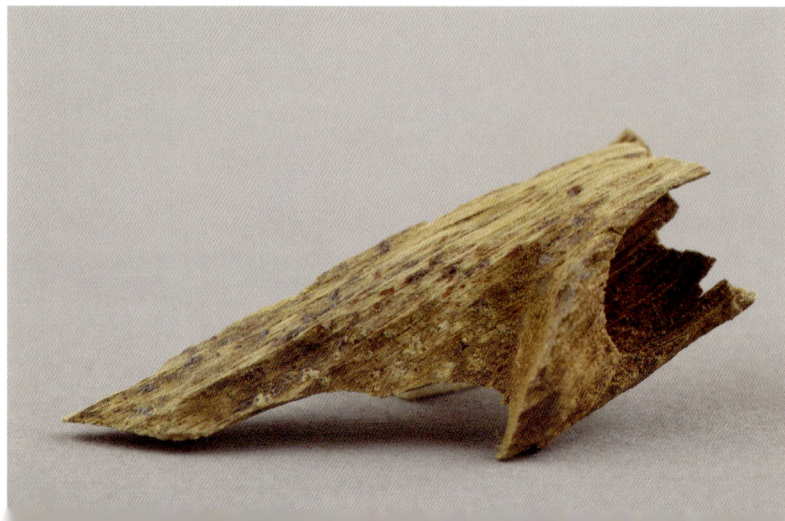

会安沉香（90％沉）·越南

六、做 工

沉香在做工上非常好。中国历史上各个时代在做工上都是比较认真，极尽心力，而做工是古沉香鉴定的重要手段。要将硬度很大的沉香制作完美，是件非常难的事情，需要精益求精、一丝不苟的态度，因此做工辨伪是古沉香辨伪中最重要的一个环节。

不同时代、地域、功能等的沉香，在做工上都会有差别，这些差别互相渗透，相互影响，组成了一个复杂的鉴定体系。我们在鉴定过程当中要注意把握住主流，也就是沉香在做工上的高度，这是重要的。因为在某一历史时期内达不到一定水平的沉香通常多是伪器。对于沉香而言，由于材料十分珍贵，多数工匠在制作沉香时都是精益求精，极尽心力；但是不同时期的工匠在做工上有差别，这一点以明清时期的沉香雕件和当代相比就可以看出来。

就工艺水平而言，以及细腻程度等方面，明清时期还是比我们当代普通作品要略高一筹，这可能与当时的工匠专一雕刻，几代人就靠手艺吃饭，较为熟练有关。而不像我们当代的一些工匠，很少有人能够从小就雕刻的，而且有很多是业余雕刻家。但是明清时期在沉香上的雕刻只能说是整体性水平较高，而不具备个例的比较。这一点我们在鉴定时应注意分辨。从工艺看，对于沉香而言，无论是当代还是古代都是极尽心力。如一件明代沉香木镂雕包金腰带"底托为全包金并有一金扣"（江西省文物工作队，1984）。这种创意在

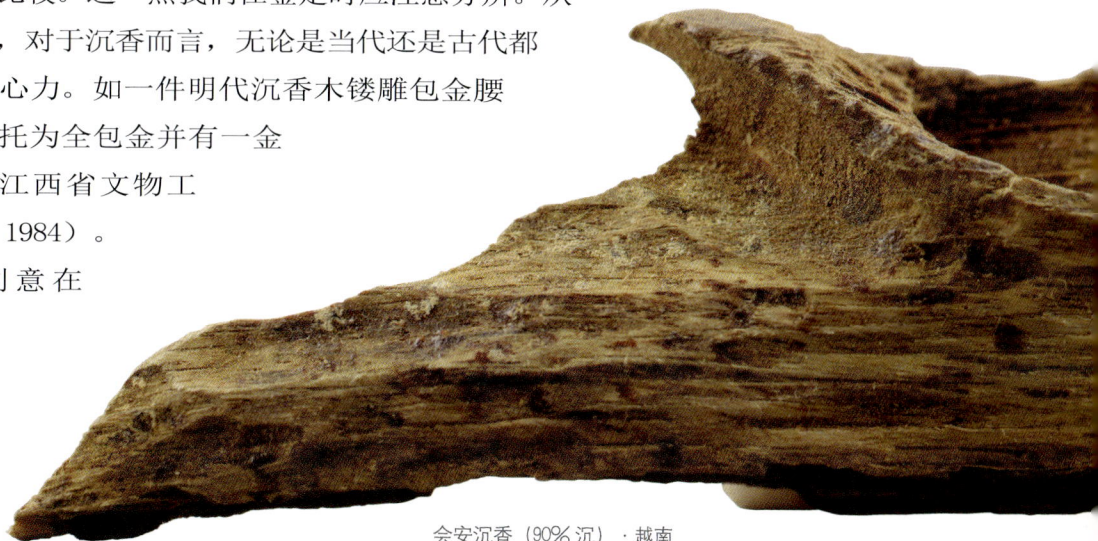

会安沉香（90% 沉）·越南

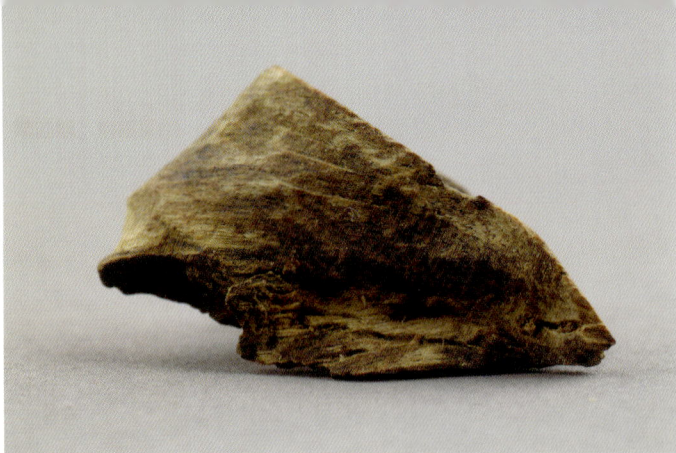

会安随形盔帽状沉香（90％ 沉）·越南

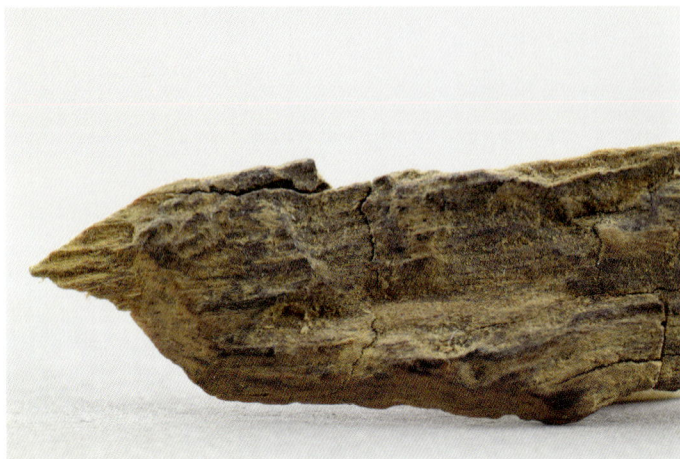

加里曼丹沉香（90％ 沉）·印尼

顺化沉香珠（三维复原色彩图）·越南

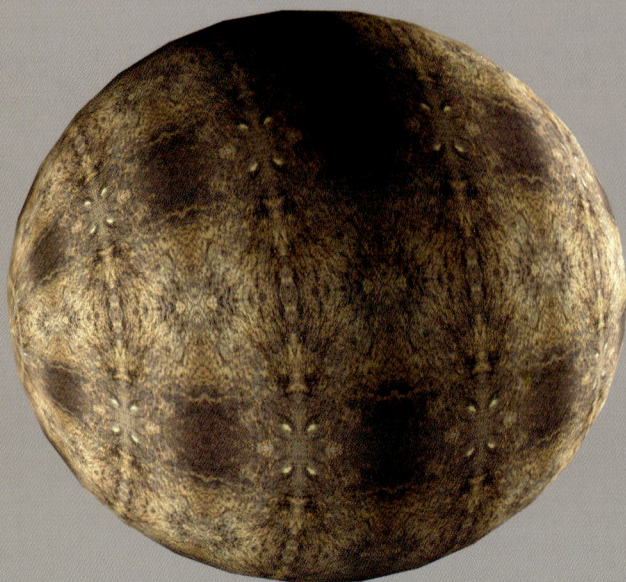

当代都不落后，因为沉香是最不耐磨，而且是珍贵的材质，将其制作成腰带这的确是一种创意。而且还使用了大量的黄金将沉香包裹，使其具有实用价值。在这个基础之上，我们可以看到上例当中还使用了金扣，整个腰带真正实现了"张扬"和"内敛"最完美的结合，黄金为"张扬"，沉香为"内敛"。可见明代人对于这件腰带的独具匠心，以及对于沉香功能的思索。

"夜夜生钱" 沉香木雕·当代仿清

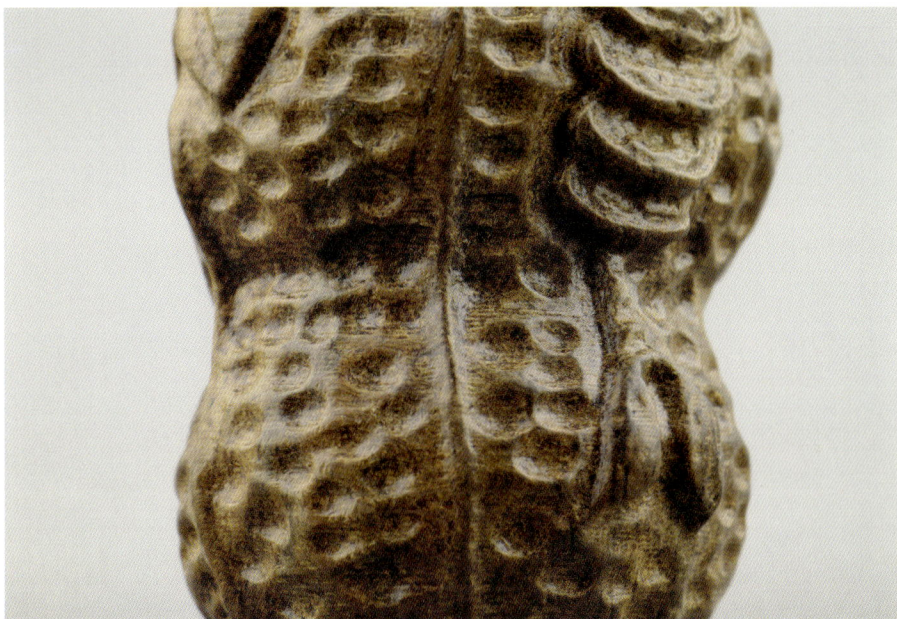

芽庄沉香随形摆件·越南

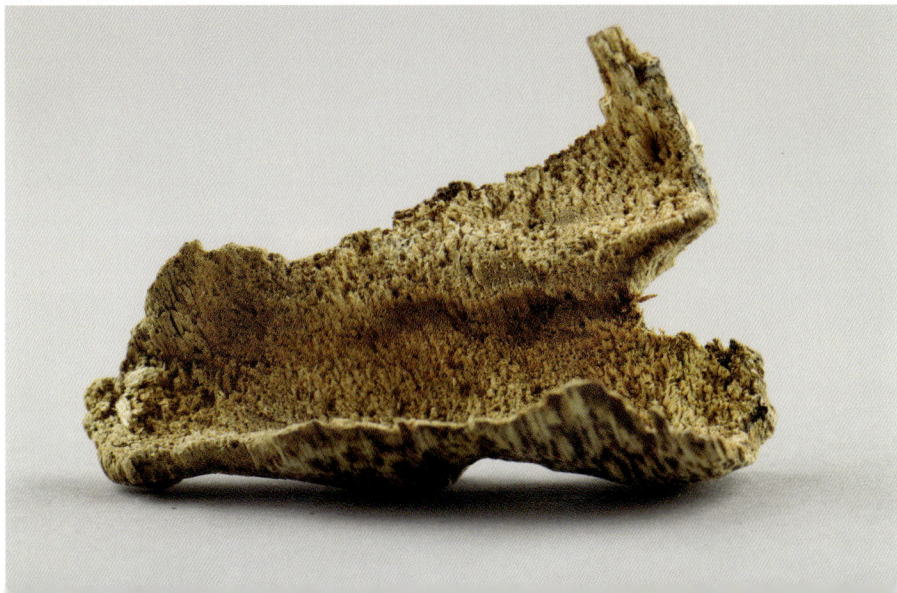

　　当代沉香工艺上与明清时期相比也是巾帼不让须眉，以市场上最为常见的串珠为例，一件件串珠被打磨得不仅光滑，而且几无缺陷，以圆珠为主。这是明清时期沉香很难做到的，因为用手工制作串珠并不是一件容易的事情，所以其实明清时期沉香串珠的数量极为有限。但是在当代借助现代化的机械打磨，可以将沉香串珠打磨得相当好，几无缺陷，并且成本很低。加之在打孔上也是具有机械化的优势，定位准确，孔部圆度规整，弧度圆润，整个串珠几无缺陷，单单从做工上显然是超越明清时期。当然，像这样的例子还有很多，但是不可否认的是当代机械化制作程式化的作品过多，这是当代沉香在制作上要注意的问题。

　　在具体的雕刻手法上，无论古今，人们怀着极大的热情将片雕、半圆雕、圆雕、镂雕、浮雕、浅浮雕等，几乎所有的雕刻手法运用到了沉香之上，可见人们对于沉香的重视程度，而从沉香作品上看，这些手法使用频繁，有的一件作品之上会有很多种方法，如刻画、浅浮雕、浮雕、镂空等并用，雕刻工艺精湛，在纹饰上通常也都是极尽心力，力求出现。总之，对于沉香而言，无论古今，在做工上都是精益求精，一丝不苟，创作出了许许多多不朽的作品。这些作品必将随着沉香的不腐不朽而走向未来，继续穿越寂寥的时空。

加里曼丹沉香执壶（三维复原色彩图）·印尼

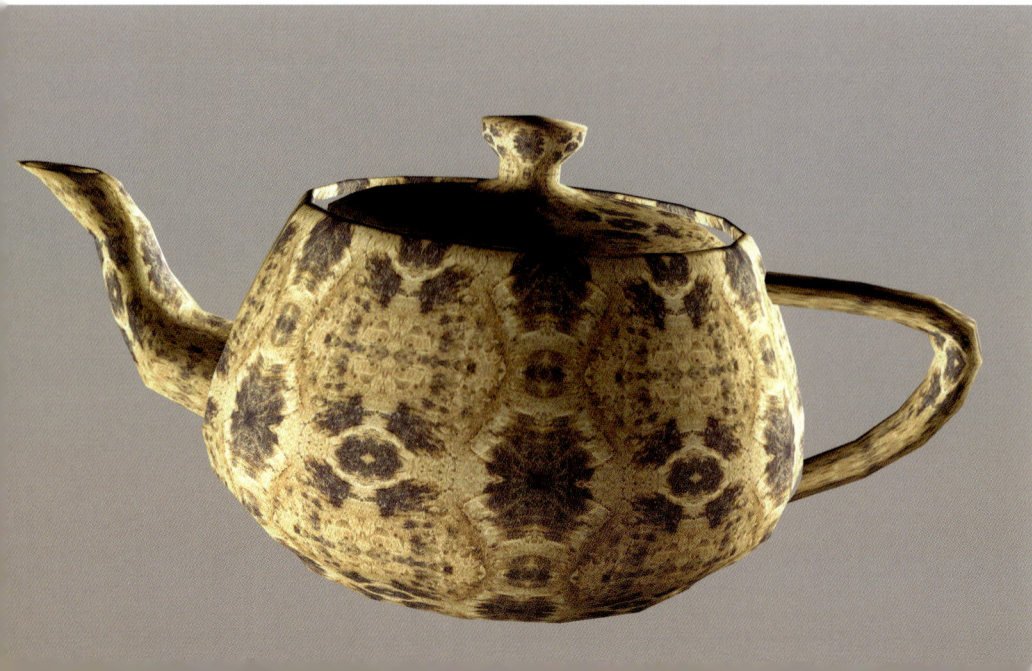

七、功 能

沉香在功能上比较明确。它最初的功能就是一种香料，一种优质的香料，众香之首，是人们焚香精修的伴侣，无论帝王将相，还是平民百姓都非常喜欢。但在古代，沉香逐渐被统治者所垄断，几乎成为宫廷的专享，很多帝王所赏赐给大臣的稀罕物件就是沉香，而一些方国所进贡的贡品也是沉香。这样，本已很少的沉香，又被统治者所垄断，于是沉香"一片万金"，具有了财富象征的功能，当时名流也都喜欢沉香。如一件清代沉香如意，"原是晚清军机大臣王鼎之物"（王世雄，1985）。沉香在清代绝不是一般人可以使用得起的。直至当代，沉香财富的功能依然显现。帝王将相已经远去，在当代，沉香又成为了富人的专享。沉香的价格近年来翻番地不断向上涨。过去几百元 1 克都可以买到的沉香，现在需要几万元 1 克，

顺化沉香执壶（三维复原色彩图）·越南

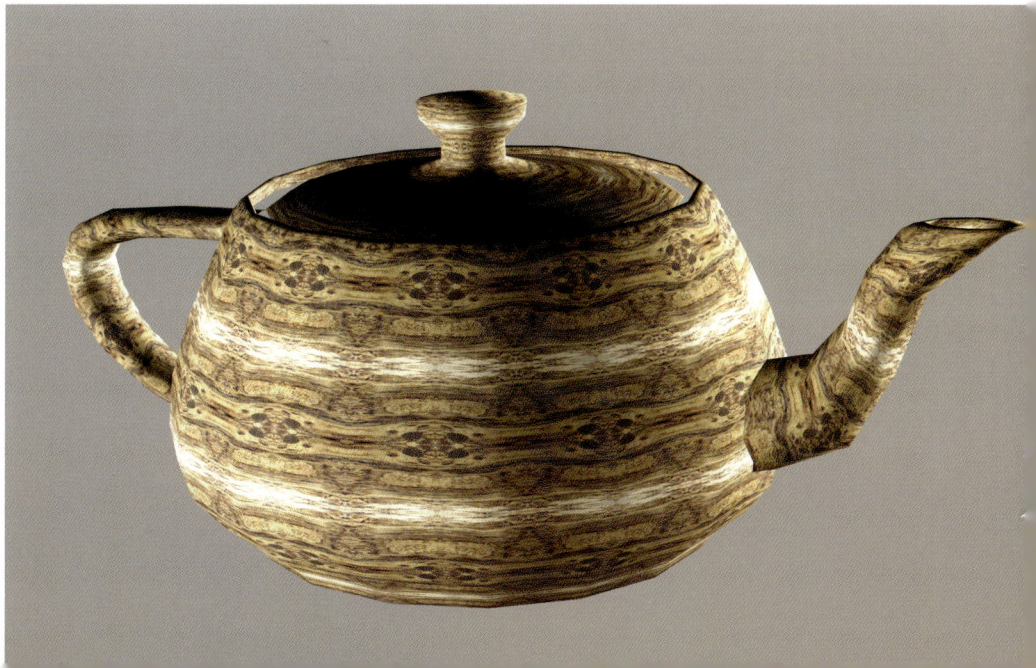

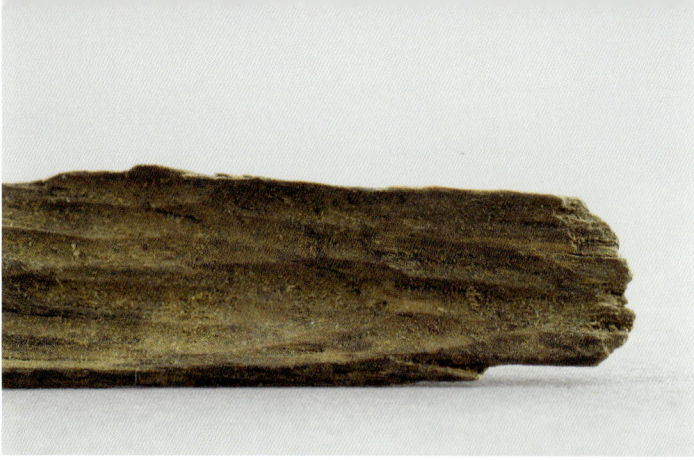

加里曼丹沉香（90% 沉）·印尼

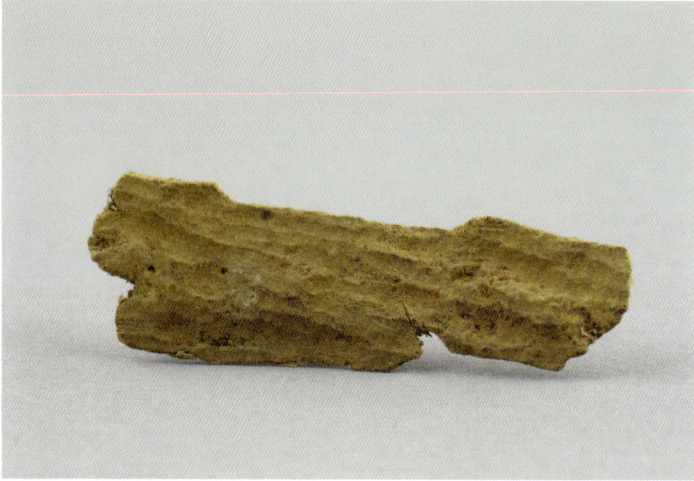

伊利安沉香·印尼

伊利安沉香·印尼

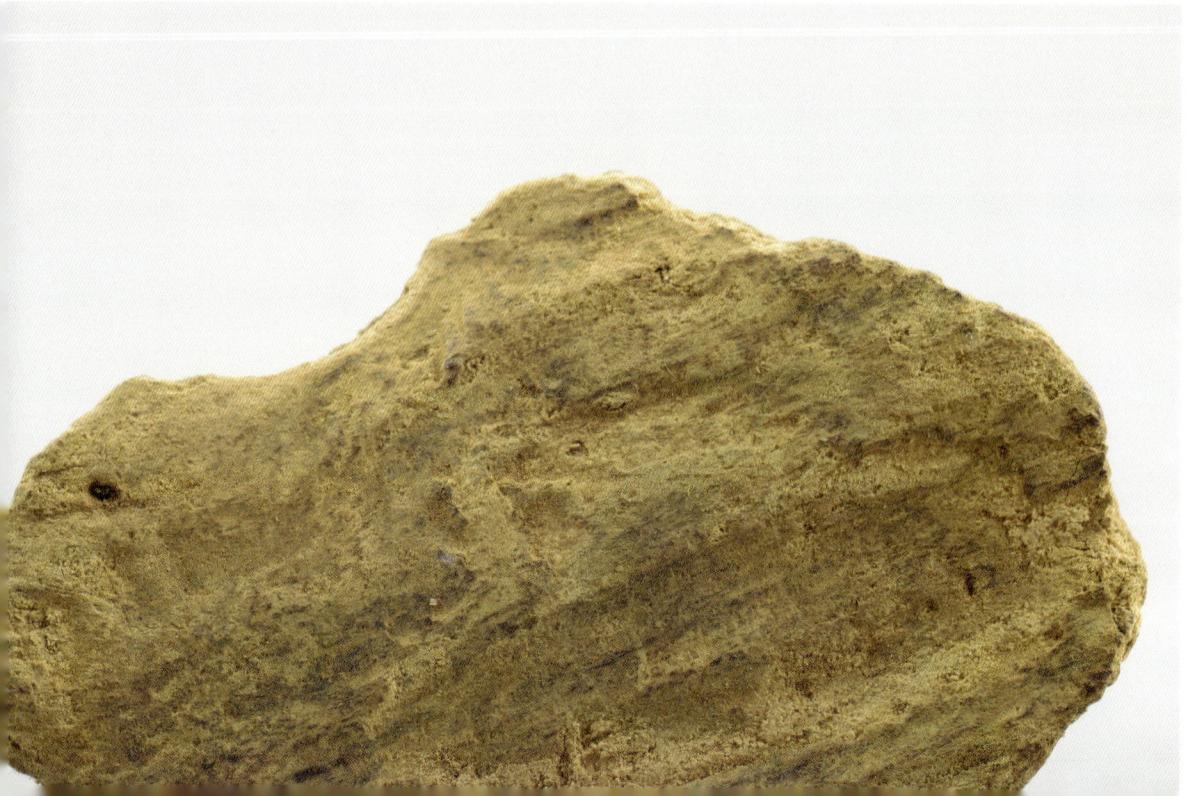

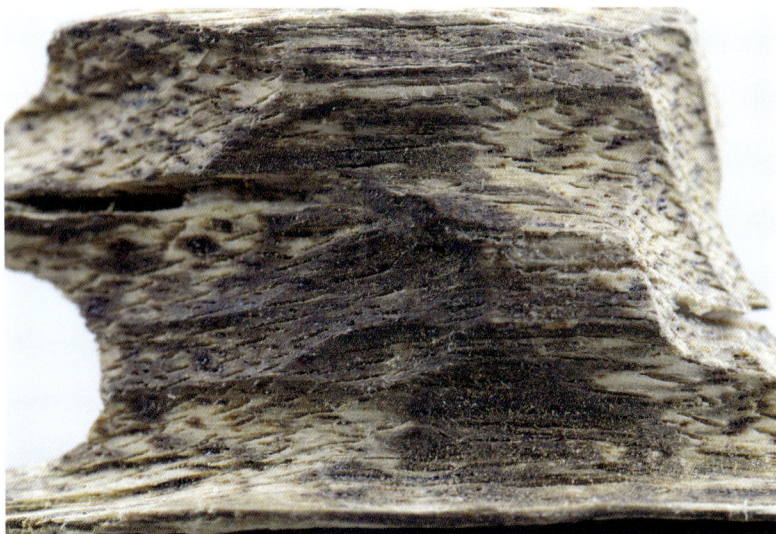

顺化沉香·越南

这简直是一般人无法享用的了。由此可见，沉香至今财富象征的功能都没有改变，所改变的只是使用它的人不同而已，由过去帝王将相变成了今日老百姓都可以享用的一种奢饰品。由此可见，在当代沉香奢侈品的功能突出。当然，沉香的功能还有很多，如最常见的药用功能、首饰功能、艺术品功能等。这些功能有的是重合的，不再一一介绍。总之，我们在鉴定时把握住其主要功能就可以了。另外，还要注意到时代上的特征，如沉香在不同时代的主流功能是不一样的。

加里曼丹沉香（90% 沉）·印尼

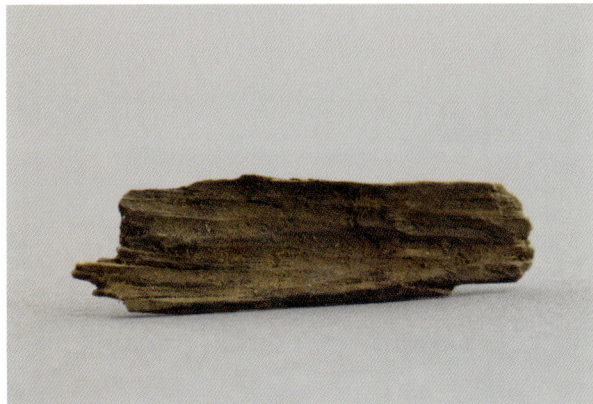

顺化沉香·越南

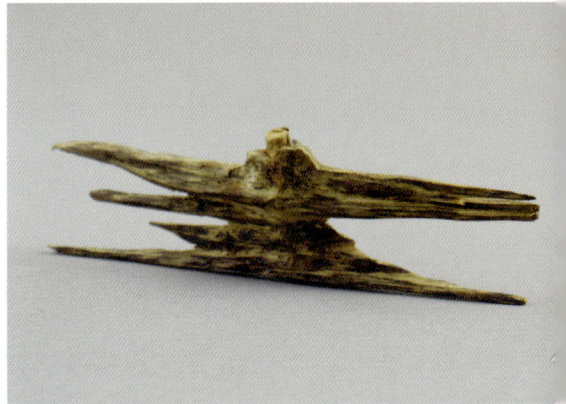

第三章　造型鉴定

第一节　综述

　　沉香制品在造型上十分丰富，常见的制品及造型主要有：八仙、手串、"夜夜生钱"、腰带、印章、如意、葫芦、狮子、山子、摆件、笔舔、佛龛、臂搁、佛珠、项饰、观音、各种佛像、插屏、和合二仙、刘海戏金蟾、盒、关公、童子、罗汉、珠子、水盂、牌饰、挂件、耳环、蝉、灵芝、多宝串、香插、蝙蝠、扳指、朝珠、念珠、随形山子、随形把件、花插、笔架、镇纸、沉香扇等。下面我们来看一下沉香制品在造型上的细部特征。

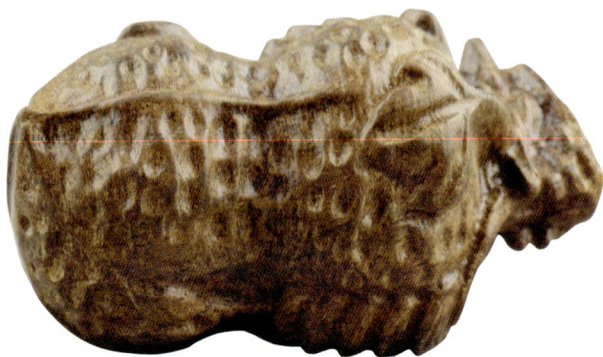

"夜夜生钱"沉香木雕·当代仿清

伊利安沉香·印尼

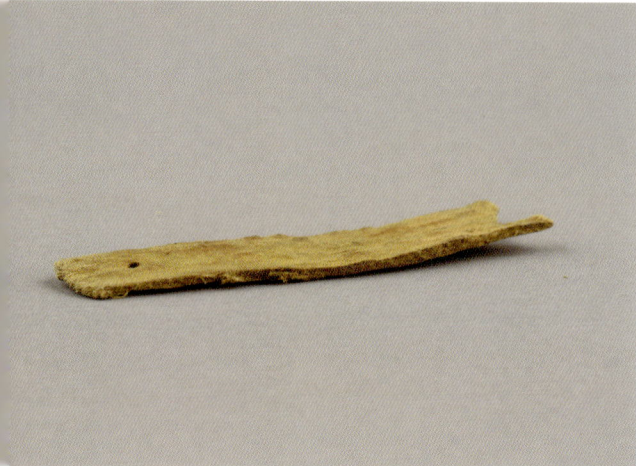

加里曼丹沉香把件·印尼

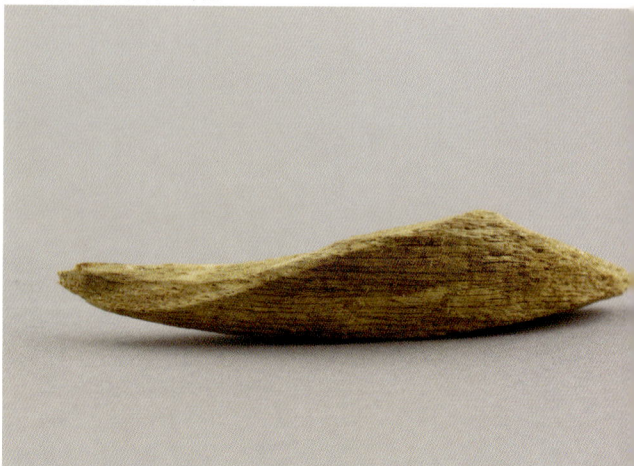

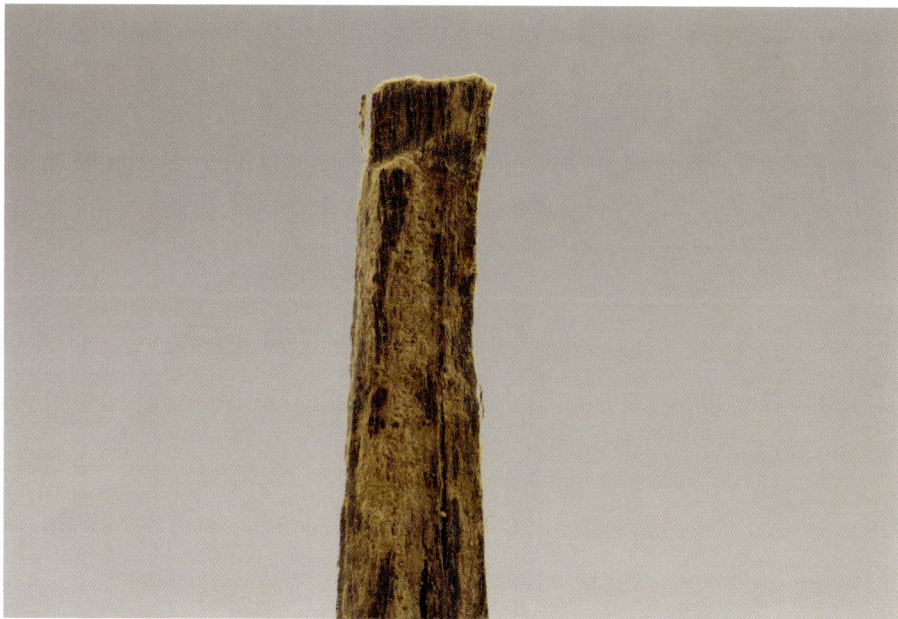

加里曼丹沉香·印尼

　　（1）从时代上看。沉香在古代很早就有使用，但由于地域原因，国内除了海南及广东之外其他地区很少产沉香。《明史·外国列传五·暹罗列传》载："其贡物……安息香、罗斛香、速香、檀香、黄熟香。"明史中的暹罗指的应该是今天的泰国。再如《明史·外国列传六·满剌加列传》载："满剌加所贡物有玛瑙、珍珠……沉香、速香、金银香、阿魏之属"。满剌加即今天的马来西亚马六甲州的古称。由以上两则记载可知，沉香在古代来之不易，进口没有成熟的渠道，主要靠进贡等方式。因此，沉香在古代数量有限，墓葬当中出土的情况也是很少见。如明代沉香木镂雕包金腰带，"其形制有四种"（江西省文物工作队，1984）。这是昭勇将军戴贤墓中之物，腰带虽然可以说是沉香的一种制品，但这种内部为沉香，外部包裹黄金的器物的确不是一般人所能使用的。所以即使在明代，发现这种沉香制品的墓葬也是偶见状态。明代之前的沉香所见更是偶见，很多都是一些原材。如阿育王塔出土的北宋沉香料，"判断其为瑞香科白木香属白木香"（王颖竹等，2012）。虽为阿育王塔出土，但仅仅就是一些白木香的香料，而不是雕件。清代沉香已是十分流行，这一点从大量的传世品上可以清楚地看到，如笔筒、如意、手串、牌子等都十分常见，可以说前面所列举的器物及造型都有见。

　　清代造型工于细节，如，笔筒与笔筒之间虽然宏观上造型相差不大，但是在细节上却是有区别，个性很强，没有相同的两个沉香笔筒。但几乎所有的沉香制品在造型上都是隽永的，非常的漂亮，但同时也可以发现它们相互借鉴的特点浓重。民国沉香在造型上基本延续明清，但似乎没有清代丰富，各种器物造型都有见，只是数量不多，但串珠等已是较为常见，呈现出较为突出的地位，总之，民国沉香在造型特征上不是很明确，我们在这里就不再过多赘述。当代沉香在器物造型上异常丰富，可以说是集历代之大成，各种器物造型都有见，特别是沉香串珠的数量猛增，造型隽永，圆度规整，弧度圆润，达到全盛。

　　（2）从数量上看。沉香数量的特征十分明确。数量及造型在不同时代里出现的频率，反应造型的流行程度，数量对于沉香鉴定可以说起着一定的作用。沉香整体器物造型在古代出现较为弱化。古代沉香制品出现最多的是以雕件为多，笔筒、山子、笔舔、佛龛、臂搁、各种佛像、牌饰为多，以文房用具为主。从器物出现的频率来看，早期沉香制品还是以香用为主，同时结合实用的功能。秦汉时期沉香的数量十分少见，一则是当时数量就少。二是在漫长的岁月长河中已损耗殆尽。唐宋时期沉香的数量也多是只见于文献记载，而不是真正的见于考古发现，考古发现出土沉香的数量少之又少。而所见比较多的应该是明清沉香，特别是以清代沉香为主，在数量上有一定的量。民国沉香在数量上不及清代，但也有一定的量。当

野生沉香·进口料

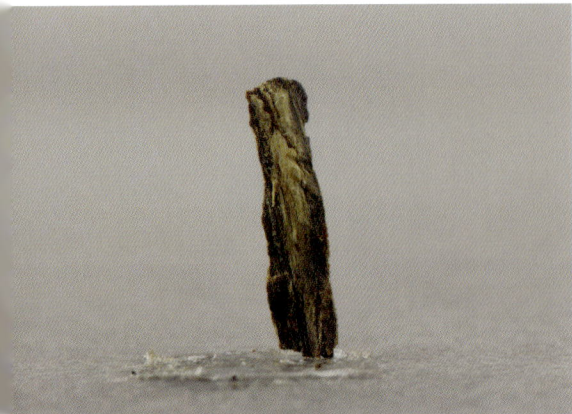

顺化沉香珠（三维复原色彩图）·越南

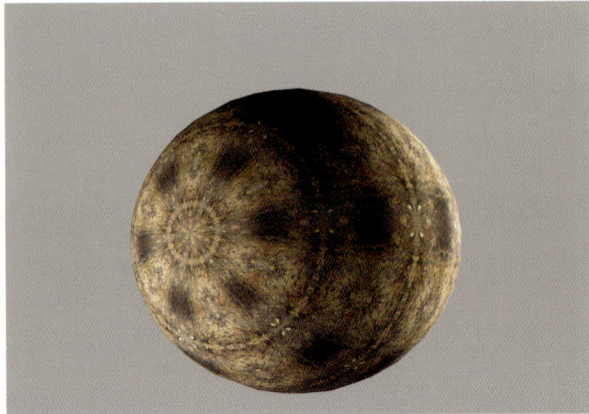

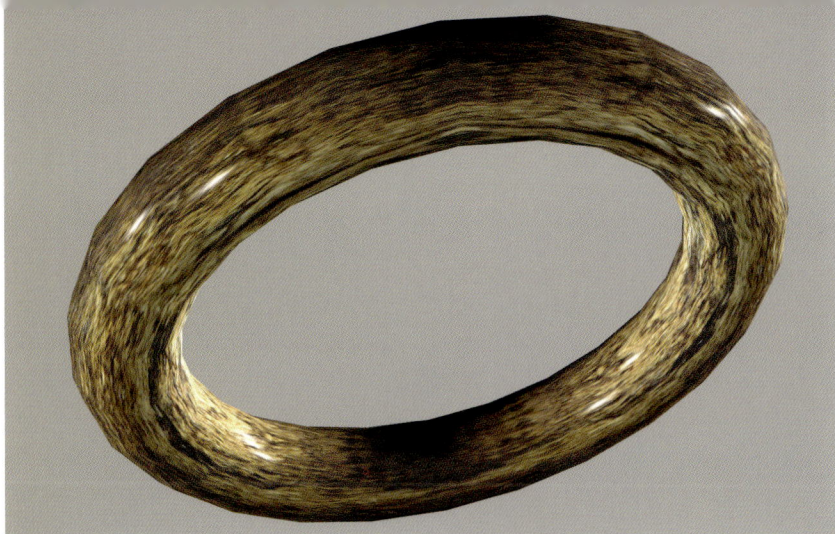

野生沉香镯（三维复原色彩图）·进口料

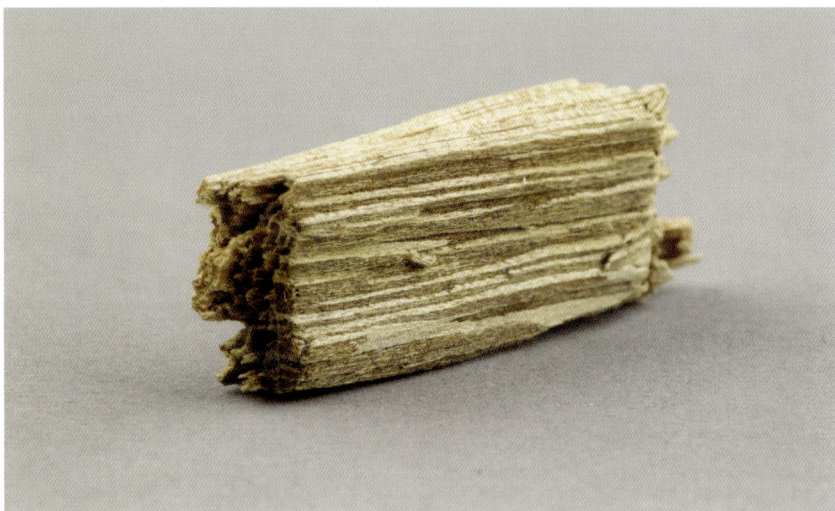

人工沉香·国产料

代沉香在数量上最为丰富，主要是当今盛世，世界各国的沉香通过
进口来到中国，为沉香制品在原料上进行了积累。现在反倒是过去
一些生产沉香很多的国家，沉香的产量已经是非常少了。如越南的
野生沉香树基本上灭绝，要想恢复比较困难。再者就是人工种植沉
香的出现，这从一定程度上大大减缓了人们对于野生沉香树的损耗。
如焚香、药用等一些硬性需要，我们可以看到目前市场上大多数中
药店里用的沉香都是人工种植的沉香。这样客观上使得野生沉香，
也就是人们传统概念上的沉香，更多应用到了沉香雕件、把玩等领域。
在数量上，如串珠的数量猛增，各种项链、挂件、佛珠等的数量也
是猛增。

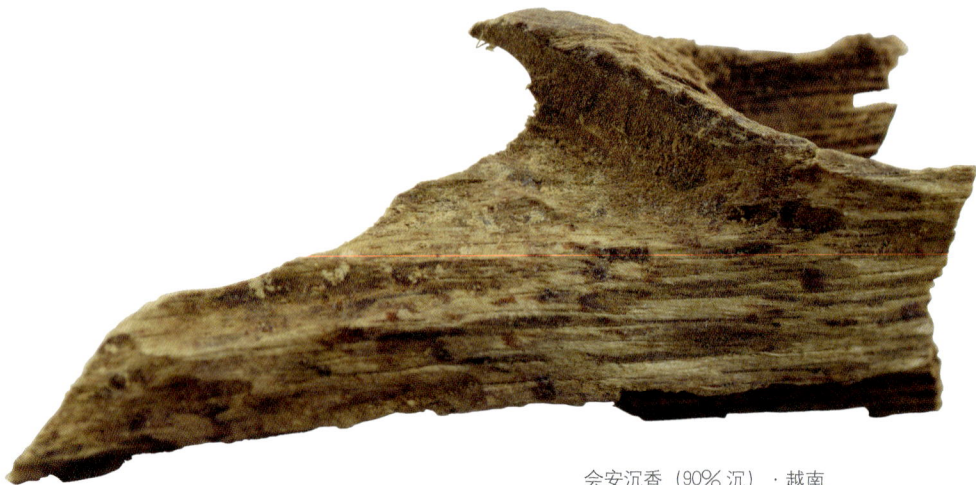

会安沉香（90% 沉）·越南

（3）从大小上看。沉香在大小上的特征比较复杂，可谓是大小不一。明清传世沉香在大小上基本适中，虽然总体上以小件为主流，但是如笔筒的高度有见十几厘米，也有见八九厘米的高度，这样的高度虽然相对瓷笔筒等略显低矮，但对于实用来讲也够了。通过笔筒，我们可窥一般，通常情况下，清代沉香制品在大小上说得过去，并不是像我们想象的那么袖珍，同时也不像我们想象的那样大。毕竟沉香的原材是极为珍贵的，这种辩证关系我们在鉴定时应注意分辨。民国沉香在大小特征上基本与清代相似，就不再过多赘述。当代沉香在大小、特征上比较复杂，在器物造型上并没有增大的趋势。只有极个别的，如山子、摆件等比较大，有的有几十厘米高，但是大多数沉香的还是以小为美。如沉香串珠没有特别大的，多数是普通尺寸，或者比普通尺寸还要小一些。可见当代虽然说在原料上有一些积累，但是由于沉香形成得比较慢，所以在当代依然是稀缺的。稀缺的程度甚至超过清代，因为"僧多粥少"。虽然现在有一些进口料，但是当代的人口也是明清时期的好多倍，所以在造型上，沉香不得不延续以小为美，传统"惜料"的风俗依然笼罩在市场，我们在鉴定时应注意体会。

（4）从相似性上看。沉香器物造型在相似性上特征十分明晰，很多造型非常的相似。如清代笔筒和当代笔筒都非常相似，手串、佛珠等无不是这样，显然这是相互借鉴的结果。因此对于沉香制品而言，传统非常重要。因为沉香料十分珍贵，在得到沉香料制作的时候，几乎没有人会一时兴起随意雕刻，而是会考虑到传统，进而去研究和借鉴传统。这样沉香从相似性上看也强一些，其实这都是比较正常的现象。但是当代沉香也有许多创新，如车挂就是很好的例子。专门针对当代豪车的沉香车挂，造型十分丰富，并且有迅猛发展之势。这一点我们在鉴定时也要注意。

加里曼丹沉香·印尼

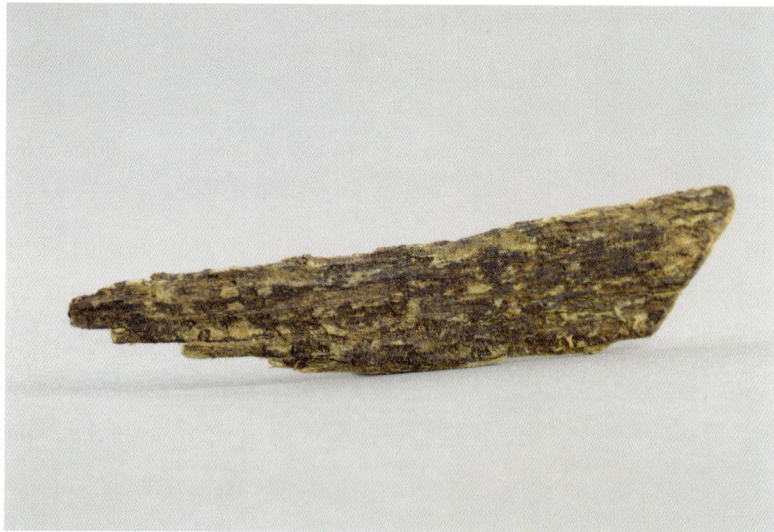

伊利安沉香·印尼

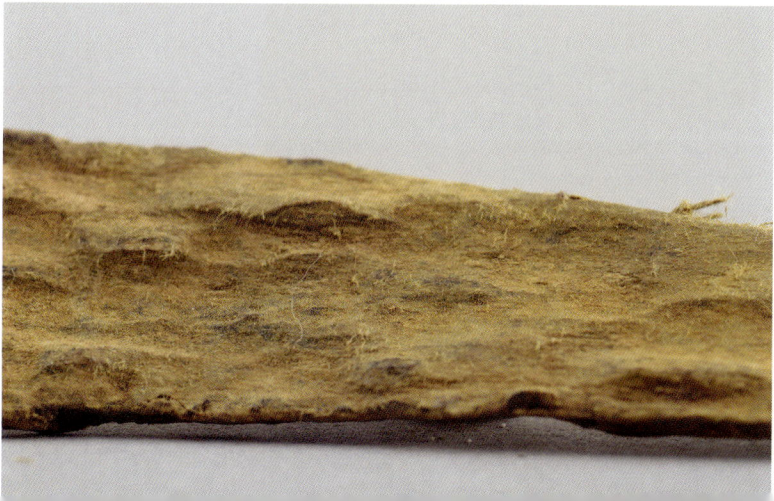

（5）从功能上看。沉香造型与功能的关系十分密切。沉香因功能而生，功能应沉香造型而存在，二者是相辅相成的关系，因为功能而延续。因此，通常情况下，在功能不变的情况下，器物的造型很难改变，一旦人们不需要它，一种沉香造型便会很快消失。

伊利安沉香·印尼

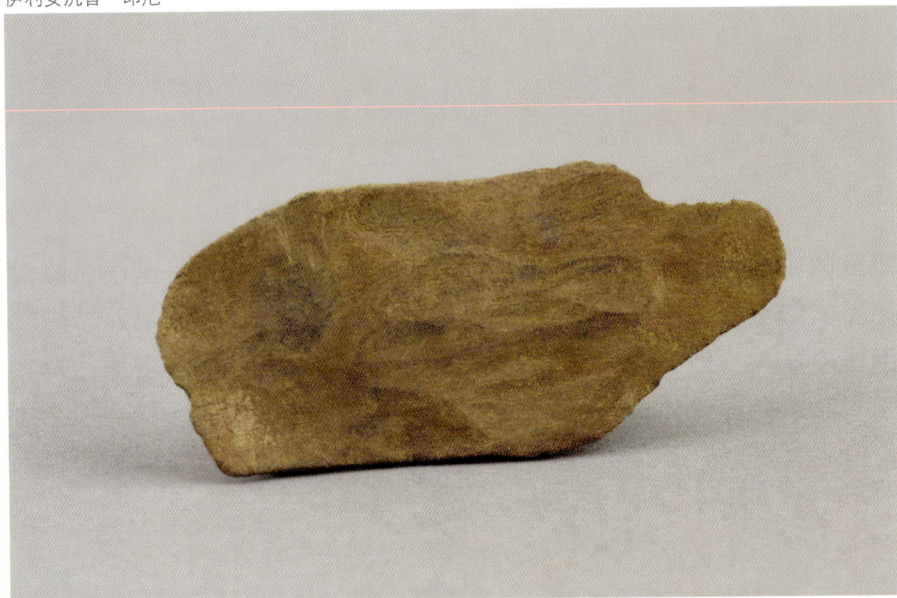

人工沉香·国产料

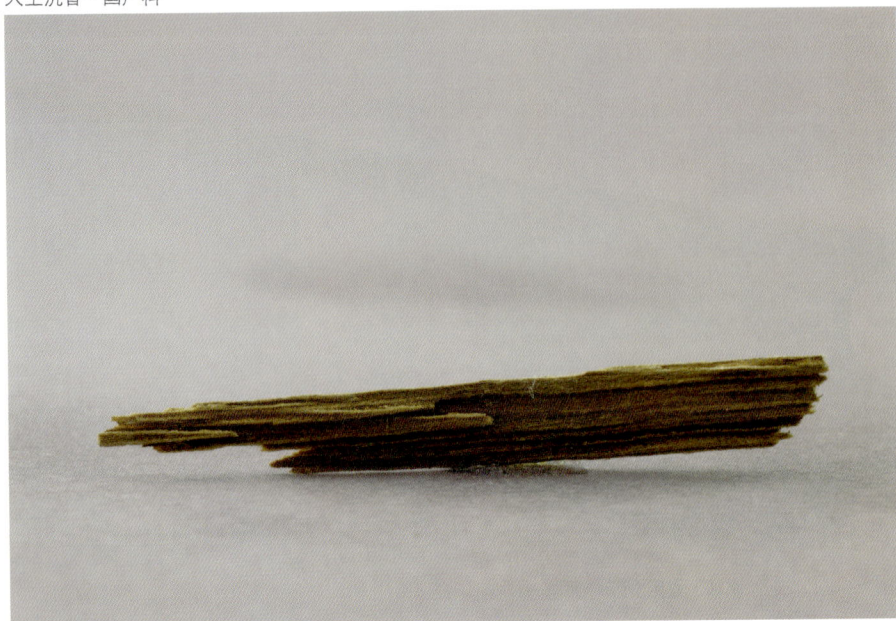

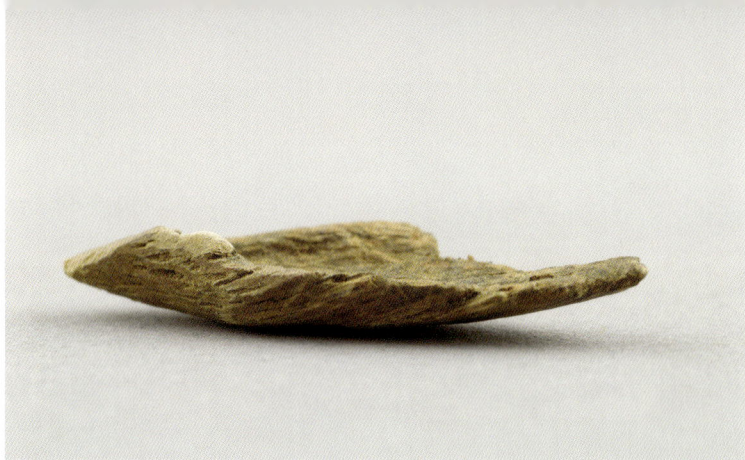

加里曼丹沉香（90％沉）·印尼

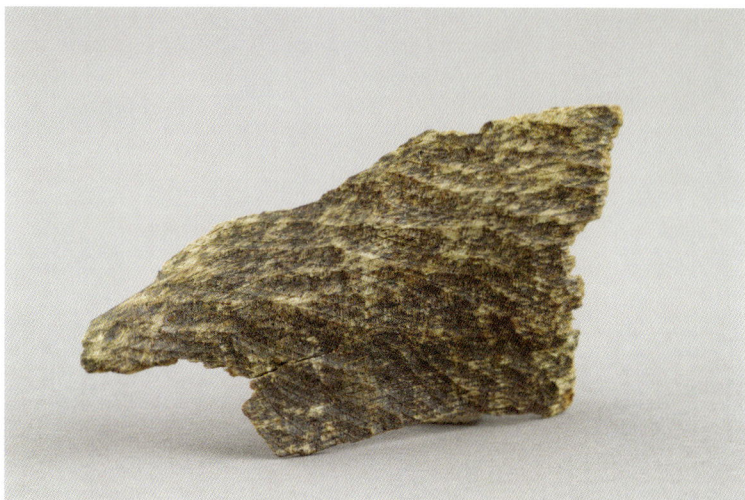

顺化沉香·越南

（6）从规整上看。沉香器皿在规整程度上通常比较好，这一点无论是古代还是当代都是这样。人们几乎将所有的沉香都制作得精美绝伦，一丝不苟。如一个珠子的打磨都是精益求精。多数沉香制品造型圆度规整，相当漂亮。从时代上看，沉香造型古代显然比现代要差一些。因为现代沉香多数为机制，机器想要打磨沉香是相当容易的事情。但沉香的打磨也程式化了，千篇一律，所以从

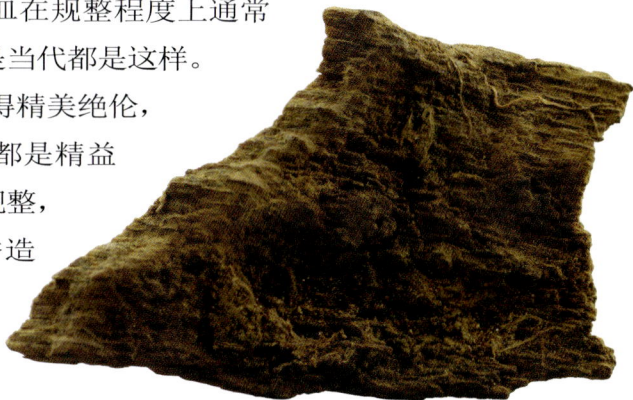

会安随形块状沉香（90％沉）·越南

艺术性上看，当代机械制作的沉香往往不及古代，鉴定时应注意分辨。

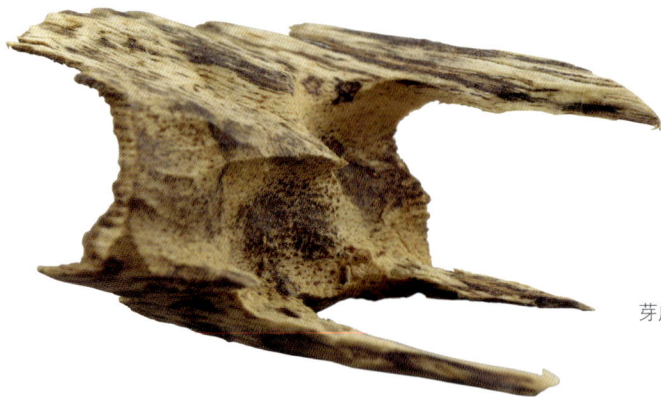

芽庄沉香随形摆件·越南

（7）从写意性上看。沉香在造型上写意特征明晰，无论古代还
是当代，写意气氛浓重，这恰好是契合了沉香原材形如枯木的特点。
当然，雕琢惟妙惟肖的作品也有见，只是在数量上很少见，鉴定时
应注意分辨。

伊利安沉香·印尼

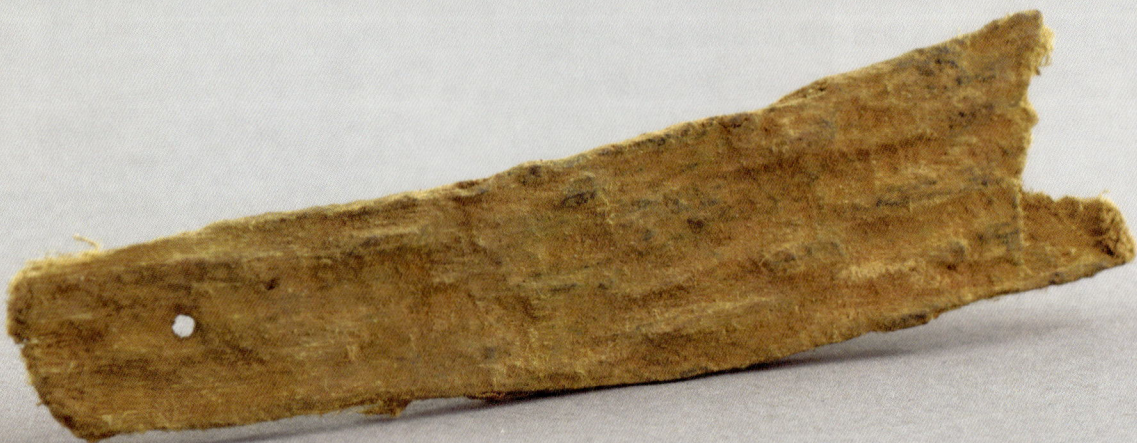

第二节　形制鉴定

一、珠　形

　　沉香当中球形的
造型最为常见，大多数珠
子的形状都是球形。人们将
沉香切割成正方形，之后再打
磨成大小不一的珠子，居中打孔后
用绳子穿起来，就成为各种串珠的造型。

伊利安沉香执壶（三维复原色彩图）·印尼

如手链、项链、佛珠等装饰品。由于出土器物有限，沉香串珠过早
的器物不可考，但至少在明清时期串珠的造型就常见，如手串等常
见。不过球形的珠子由于技术含量比较高，需要磨圆，所以这样的
造型其实也是最复杂的。从明清时期球形珠来看是下了大工夫，基
本上是颗颗圆度规整，精美绝伦。从数量上看，球形的造型在明清
时期比较少，可以说在各种沉香造型当中属于偶见，民国时期基本
上也是这样。当代沉香在球形造型上一反常态，增速非常快，当代
生产了比以往任何一个时代都多的珠子，产生了任何一个时代都无
法比拟的大量的串珠、手链、项链、挂件等，这些主要都是使用球
形的珠子串联起来的，或者是当中重要的组件。由此可见，人们对
于圆球形的偏爱。简单的可以说是技术进步的结果。当代机器磨圆
珠子是一件非常简单的事情，产量也大，所以珠形的造型大为增加；
但缺陷也很明显，就是千篇一律。虽然也是大小不一，但型号一样
的珠子在大小上是相同的，与传统手工打磨的珠子判然有别，我们
在鉴定时应注意分辨。

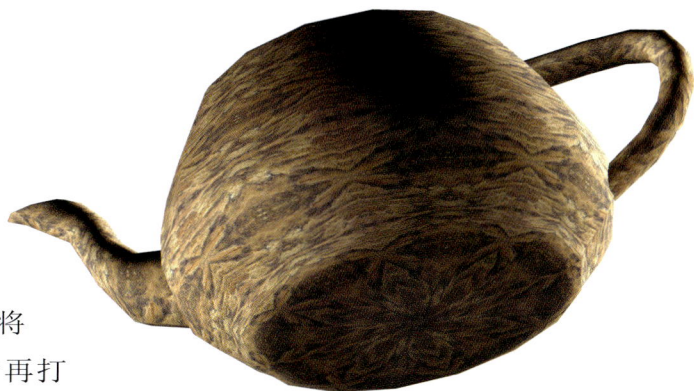

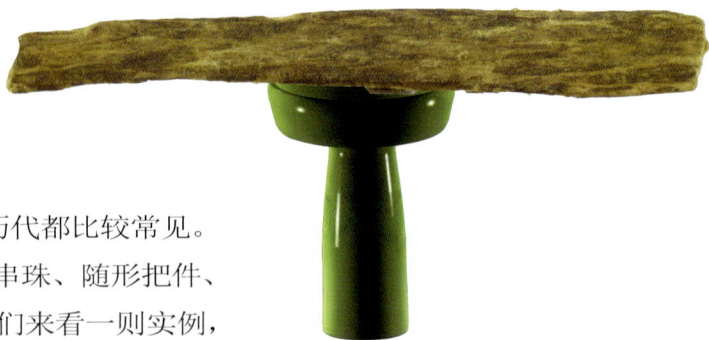

加里曼丹沉香·碧玉灯（三维复原色彩图）

二、长方形

　　长方形的沉香造型,历代都比较常见。如牌、吊坠、銙、腰带、串珠、随形把件、摆件、管饰等都有见。我们来看一则实例,明代沉香木镂雕包金腰带,"竖长方形四块"（江西省文物工作队,1984）。可见明代长方形经常有见使用。但对于沉香而言,长方形只是一种形制,而不是一种具体的造型,实际上无论是牌饰还是戒面等,更为贴切的造型是长方体,而所谓的长方体,是由六个长方形围成的立体空间。无论牌多么薄,显然长方体的空间都是存在的,这一点我们在鉴定时应注意分辨。从具体造型上看,所谓长方形实际上多数不是几何意义上的,而是视觉上的。如牌饰的造型,通常情况下四个角都不是90°,而是弧度圆润。但当代有些简单的长方形的造型,如果机械切割的话,则是比较规整。从时代上看,长方形以明清时期为比较常见,特别是清代各种长方形的牌子经常有见,显然是造型的一个主流方向。清代其他的器物造型之上也多有见长方形的应用。民国时期在长方形的造型上基本延续清代,没有过多的创新,不再赘述。当代沉香长方形的造型最为常见,管、项链、手链、挂件、戒面等都有见,几乎囊括了历史上所有出现过的器物造型。而且从数量上看,也是非常多,达到历史之最。这与长方体简洁、大方,可以比较直观地表现沉香的特征有关。

野生沉香·进口料

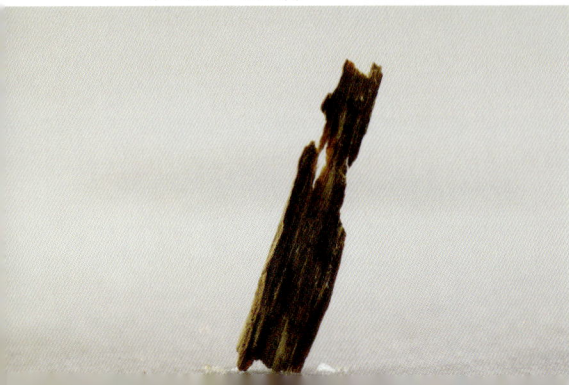

人工沉香·国产料

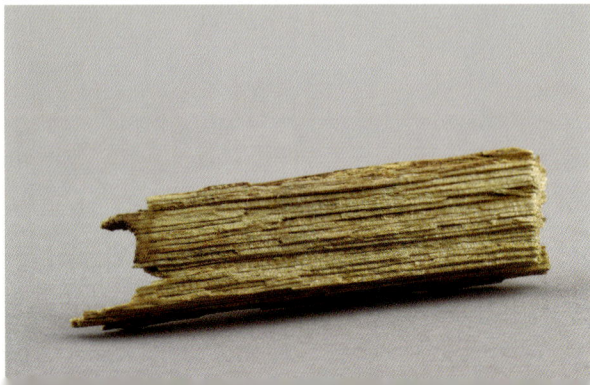

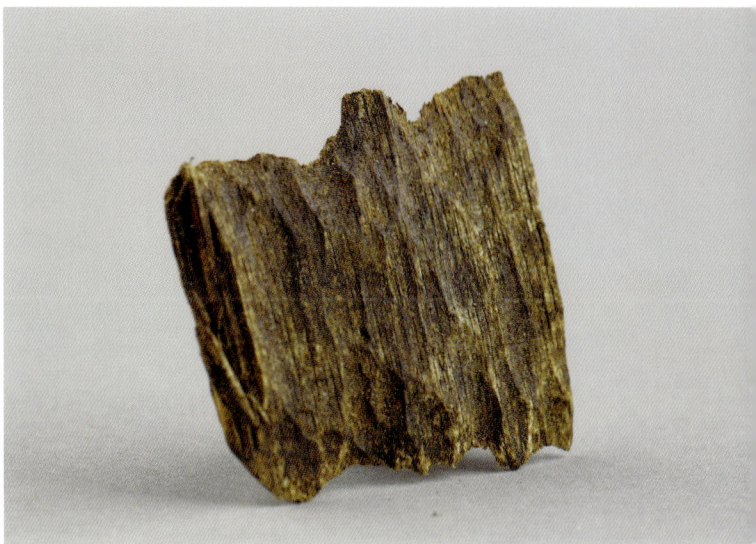

顺化沉香·越南

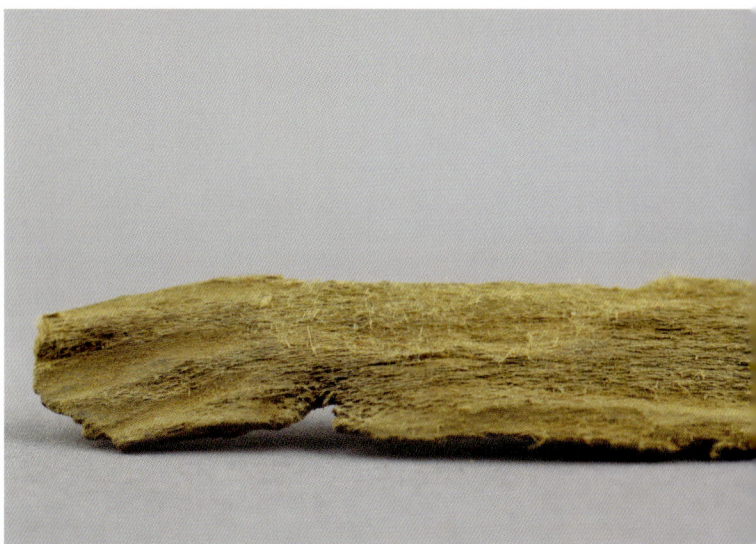

伊利安沉香·印尼

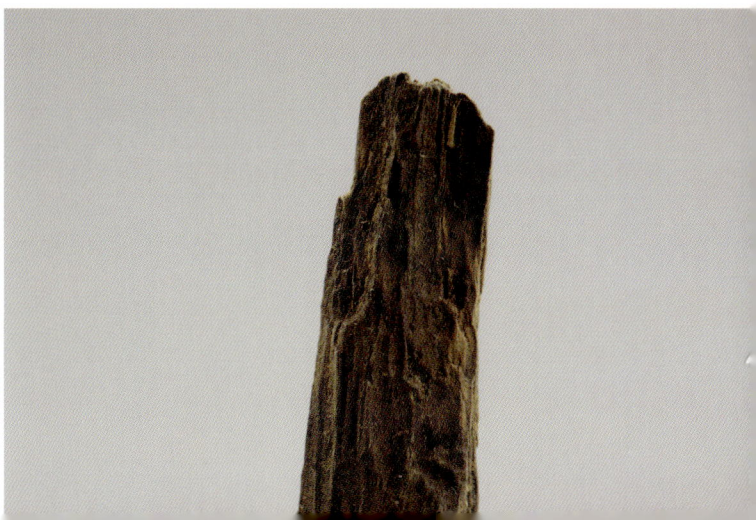

加里曼丹沉香（90% 沉）·印尼

三、扁圆形

　　沉香扁圆形的造型十分常见，涉及的器物也比较丰富。如随形摆件、串珠、吊坠、牌子等都常见。就其造型本身而言，扁圆形珠子其实是由圆形演变而来，就是较薄的圆形。一个球体可以切割成诸多的扁圆体造型，如牌子等。当然这只是理论上是这样的。从沉香造型来看，显然扁圆形的造型并不是几何意义上的，而是视觉上的概念，以视觉为判断标准。从规整程度上看，扁圆形的沉香造型在规整程度上大多是圆度规整，非常的漂亮。从时代上看，明清时期较为多见，可以看到很多扁圆形牌子、珠子、吊坠等，这种圆度规整的造型似乎形成了一种风尚。民国时期也是非常多，如牌子的造型很多是扁圆形的，但特征基本上与清代相当，创新不多。当代，扁圆形的造型数量最多，如当代流行的观音、佛像等，常常就是以纹饰的方式平铺在扁圆形的牌子之上，数量非常多。另外，还有见扁圆形的串珠造型，数量也是非常多，造型规整，非常的漂亮。总之，当代沉香在扁圆形的造型上可谓是达到了历史之最，一是数量上最多；二是造型细微的变化比较丰富；三是所涉及的器物造型丰富。当代扁圆形造型的沉香器物，大多数造型规整，隽永，既照顾到了传统，又在现代化的机器雕刻背景下有所发展，扁圆形相当规整，有的近乎几何意义。造型隽永，这也是当代扁圆形沉香造型同古代的根本区别，当然，当代也鲜见有纯手工的扁圆形沉香造型。

野生沉香·进口料

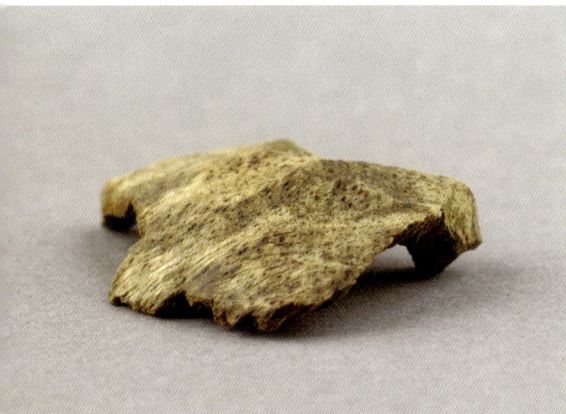

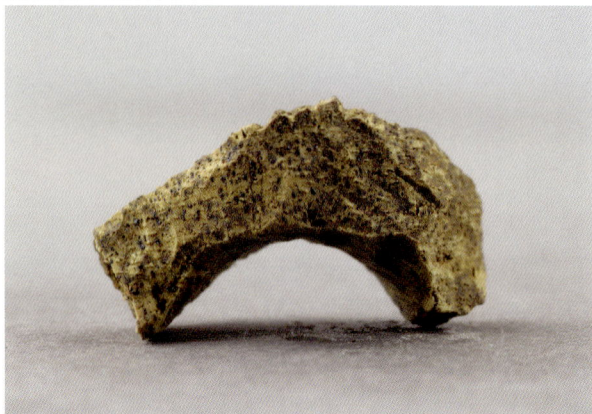

野生沉香·进口料

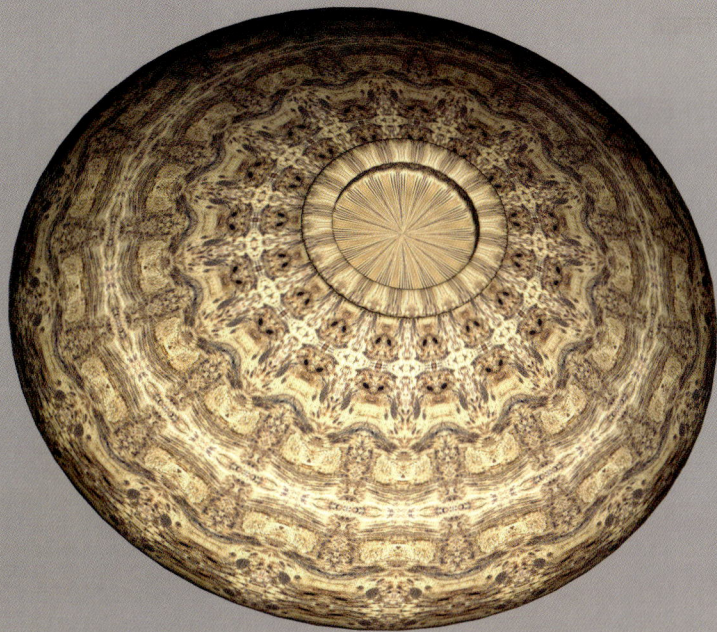

顺化沉香碗（三维复原色彩图）·越南

四、鸡心形

　　鸡心形是各个历史时期都比较流行的沉香造型。这种造型，客观上也比较好琢磨。《诗·小雅》："日月阳止，女心伤止。"鸡心形是爱情的象征，这与沉香的内敛实际上有着异曲同工之妙。于是，鸡心形的沉香造型大量出现了。从具体造型上看，鸡心形的沉香并不像珠宝那样制作得标准，而是以写意为主。如很多鸡心形的沉香吊坠只是借助沉香原有的造型，稍加修琢，有的需要我们仔细感受才能感到工匠实际上是在制作鸡心形的造型。所以，对于沉香而言，鸡心形的造型绝不是几何意义上的概念，而是视觉意义上的，判断的标准是人们的视觉。从数量上来看，鸡心形的造型在数量上并不是太多，因为本身沉香的数量就少，又有各种各样的造型，所以轮到每一种造型之上也就显得出现的频率不高了。加之鸡心形造型的特殊寓意，使得其造型数量有一定的限度。试想，鸡心形的沉香造型表达的是很浓重的情感，要么是爱情，要么是某种深刻的感情等。但谁又愿意将鸡心形的沉香经常挂在脖子上呢？所以，凡是寓意深刻的造型，其实也就是会归入小众化。但从比例上看，的确鸡心形的沉香比较常见，也比较流行，这种辩证关系我们在鉴定时应注意分辨。

从时代上看，中国古代鸡心形沉香的造型在时代特征上比较清晰，明清时期有见，民国时期也有见，但最主要的是在当代较为流行，出现的频率比较多。当代，鸡心形造型常常被应用到了各种具体的器物造型之上，如吊坠之上就特别常见，以机器琢磨的为主，弧度自然，造型隽永，精美绝伦，也有部分使用的是手工雕琢与机雕相结合的工艺。

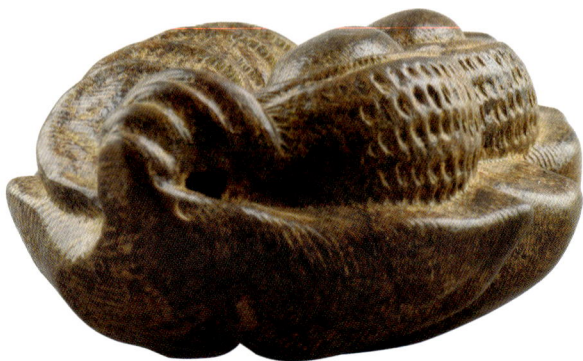

"夜夜生钱"手把件（沉香木雕）·当代仿清

五、椭圆形

沉香椭圆形造型比较常见，涉及的器物众多。如串珠、手链、项链、挂件、吊坠、牌子、把件、木托等都有见。从椭圆形造型本身来看，非常适合人们的视觉审美习惯，因为椭圆形的造型不仅仅是沉香上有见，而且在其他珠宝的造型当中也是经常有见，是众多如琥珀、蜜蜡、水晶、珊瑚、红宝石、蓝宝石、青金石等诸珠宝的共同造型。从造型本身来看，椭圆形的造型就是圆形的挤压变形，弧度圆润，对于沉香而言比较容易制作。如串珠当中就常见椭圆形造型；吊坠也常见。从时代上看，不仅仅是明清时期有见，民国时期，当代都是比较常见，且在比例上相当。如果非要从绝对数量上来比较，以当代沉香当中多见，这是因为当代获得了比任何时代都多的沉香原料，从概率看，椭圆形造型的自然也就多。从规整程度上看，椭圆形的造型在规整程度上并不是太好，有很多沉香椭圆形的造型实际上很难判断，如吊坠等。由此可见，沉香椭圆形的造型基本上都是以视觉为判断标准，并不是几何意义上的概念，这一点我们在鉴定时应注意分辨。而且无论是古代还是当代都是这样的。但当代沉香在规整程度主要分为两种情况：一种是机械打磨者，这样的沉香在椭圆形的造型上比较规整；另外一种是手工

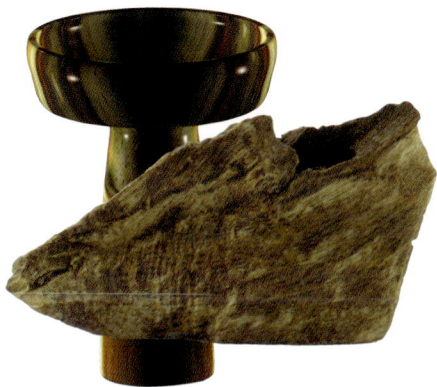

制作，数量很少，但多为工艺美术大师作品，相当规整。从做工上看，当代沉香椭圆形的造型多数为机制，程式化的制作，同一批产品在造型上几乎是相同的，创新性受到一定的限制。但有一些十分精致的作品，基本上为工艺美术大师作品，纯手工制作，工艺精湛，造型隽永，几无缺陷，精美绝伦，鉴定时应注意分辨。

惠安 90％ 沉、三彩灯（三维复原色彩图）

"夜夜生钱"手把件（沉香木雕）·当代仿清

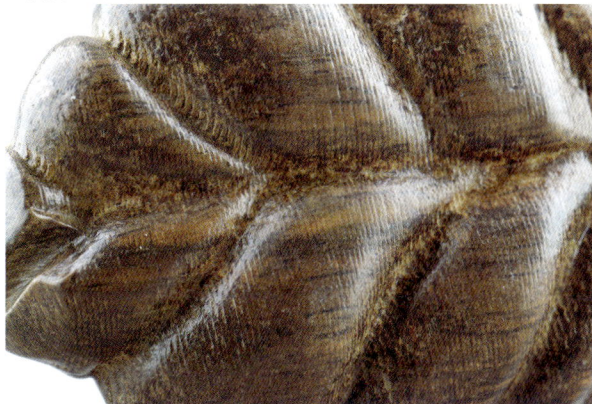

芽庄沉香随形摆件·越南

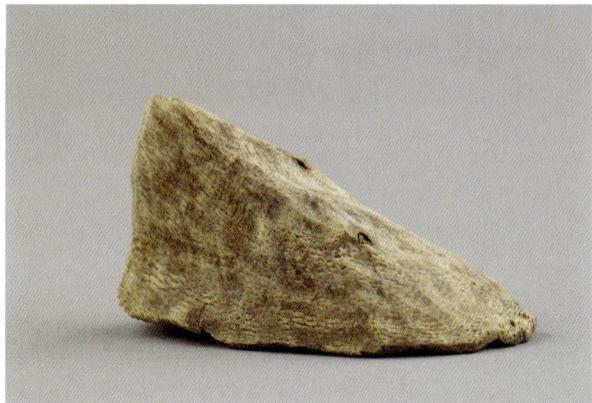

芽庄沉香随形盉状摆件·越南

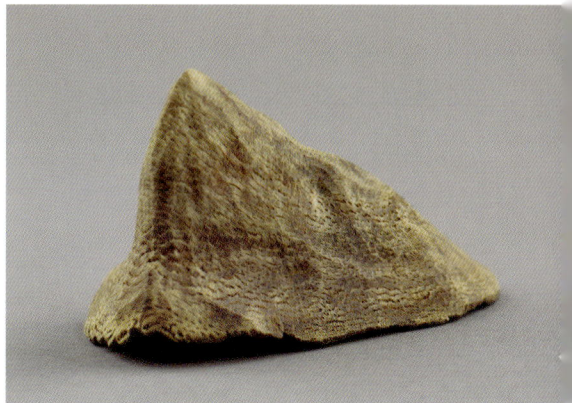

六、片 状

片状的沉香有见。通常情况下，在片状沉香的上端穿孔。一般会选择中部打孔，这就是一件吊坠，其他器物造型的也有见。片状是沉香特有的一种造型，从时代上看，无论古代还是当代都比较流行。当然我们不要以为沉香片状的造型就是枯木自然掉皮或者掉坯的片状，实际上片状的造型虽然是原生态，但是特别有讲究。通常情况下非常的薄，但又特别的坚硬，也就是沉香的致密程度很高。这样就从理论上将品质差的沉香从片状当中剥离出去。通常能做片状吊坠的沉香，有着自然而成的天然片状规整程度，非常的光滑，而不像是树木刀劈成型的片状一样。只有符合这种标准的沉香，才能够作为天然而不需要人工雕琢的吊坠。主要是伊利安沉香较能符合这样的特点，而越南芽庄、包括顺化，以及印度尼西亚加里曼丹沉香基本都达不到这种效果，鉴定时我们应注意分辨。从概念上看，片状沉香顾名思义就是薄片的形状，这种形状其实也是视觉意义上的概念，并没有一个统一的标准，究竟薄到什么程度可以称之为片状，主要是以我们的视觉来判断。从数量上看，无需经过加工的片状沉香在总量上并不是很大，这一点是肯定的，因为不是所有的伊利安沉香都适合天然而成的造型，只有很少数具有这样的特点。实际上，这种造型在古代并不常见，而主要以当代为常见。

伊利安沉香·印尼

伊利安沉香·印尼

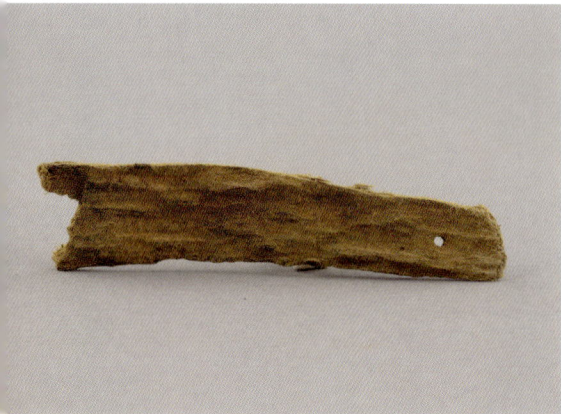

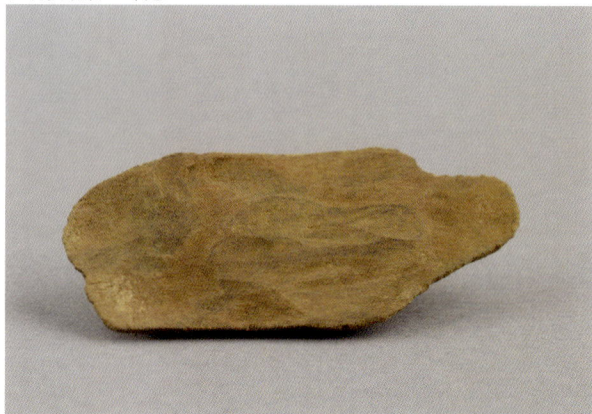

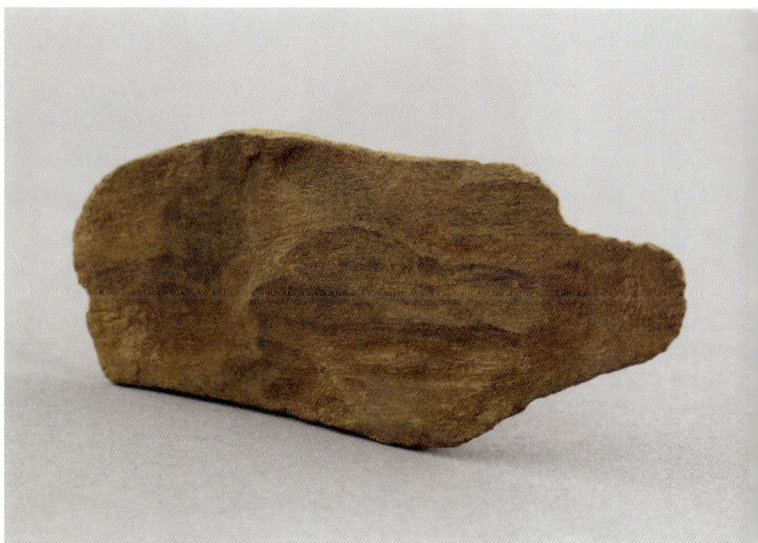

伊利安沉香·印尼

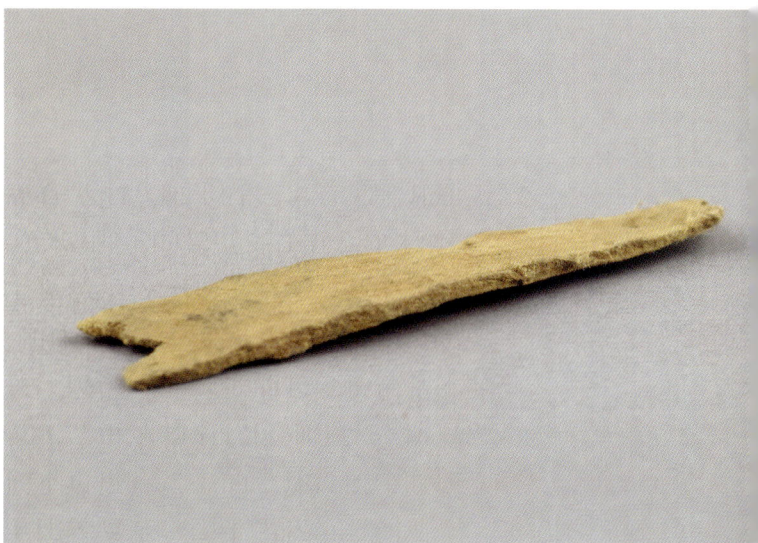

伊利安沉香·印尼

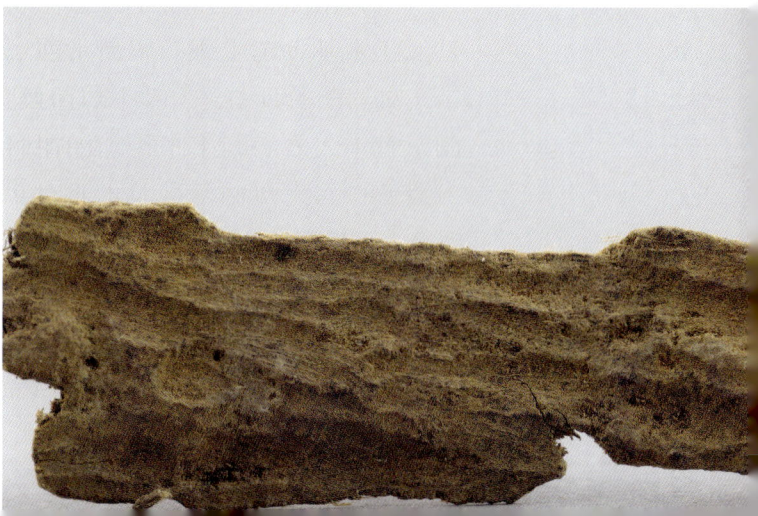

伊利安沉香·印尼

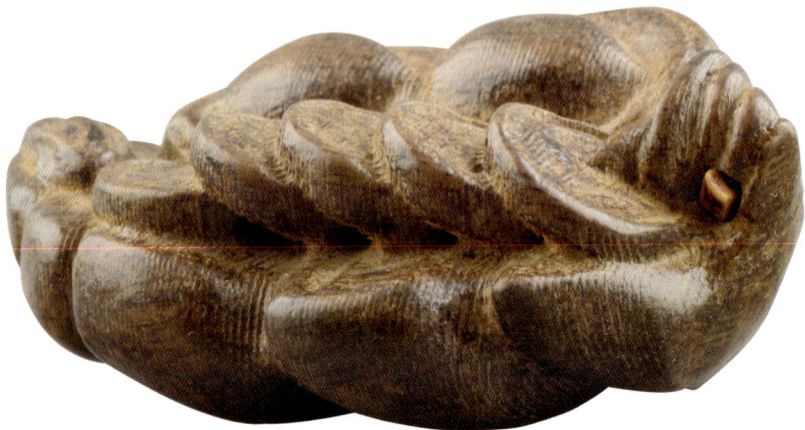

瑞兽"夜夜生钱"手把件（沉香木雕）·当代仿清

七、瑞兽形

瑞兽形的沉香制品常见。这类瑞兽有的十分写实，我们可以直接看到是狮子、麒麟、双龙、马、羊、牛、兔等的造型；但是有的比较写意，不能够直接看出来。从时代上看，瑞兽形的沉香造型无论是在古代还是当代都十分常见。明清时期比较常见，民国时期也是比较常见。如沉香印章上的钮就常常是瑞兽钮，钮与印并不能像玛瑙、水晶印章那样清晰地分开，而是分界线相当模糊，多数是一些闲章。当代瑞兽也是比较常见，常常是随意只作简单的改变。这些沉香制品，有的是被人们直接作为吊坠佩戴于身，有的是把件，在手中把玩，一些威猛，一些憨态可掬，与沉香的"内敛"之意糅合在一起，常常给人们的是一种诧异的感觉。从写实性上看，明清沉香瑞兽在写实性上有见，但不是主流，主要以写意为主，让人们感觉到的是瑞兽憨态可掬，而并不是在画工笔。当代沉香当中做工精湛者也是这样，很少见到有过于写实性的作品，基本上都是以写意为主，在造型上点到为止。从造型的来源上看，多来自于传统造型。沉香作为一个小众的高级别奢饰品，其实无论在古代还是在当代，造型都是以借鉴为主，之后升华，这一点我们在鉴定时应注意分辨。

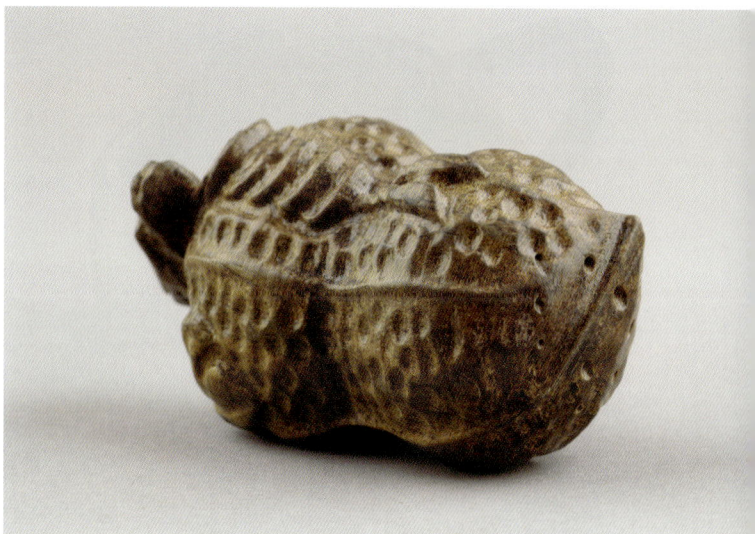

"夜夜生钱" 沉香木雕·当代仿清

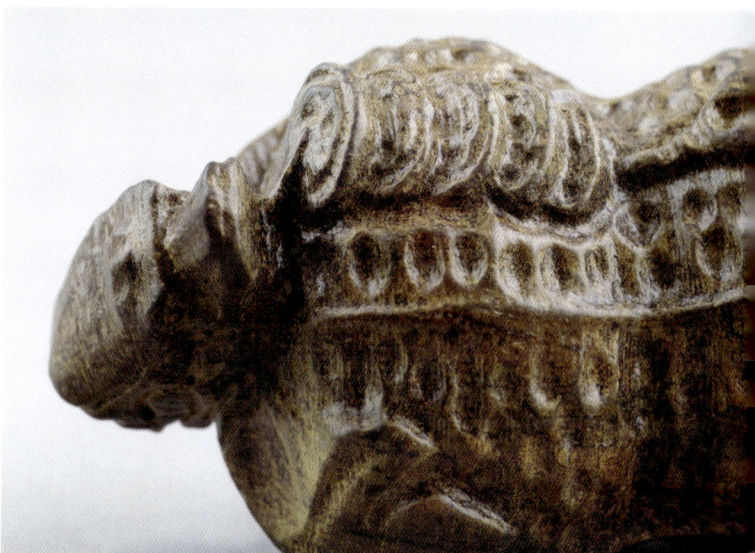

"夜夜生钱" 沉香木雕·当代仿清

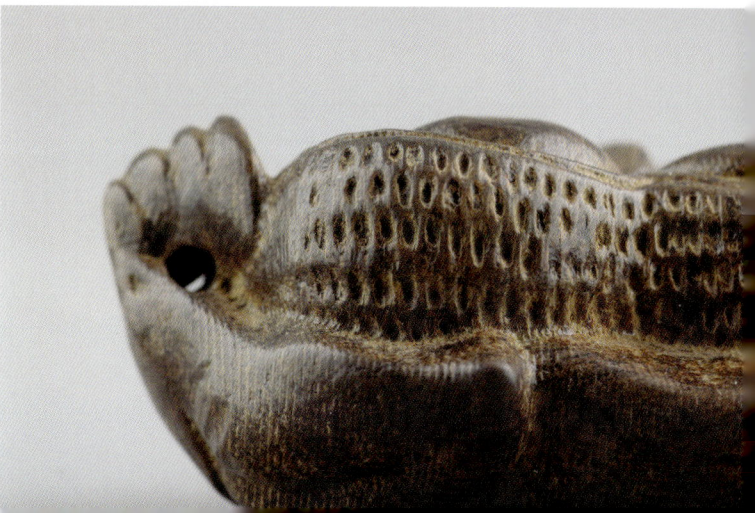

瑞兽 "夜夜生钱" 手把件（沉香木雕）·当代仿清

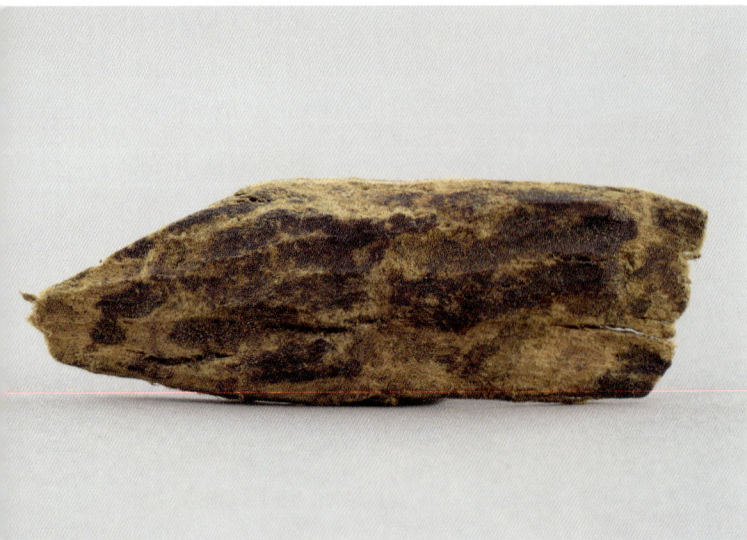

加里曼丹沉香·印尼

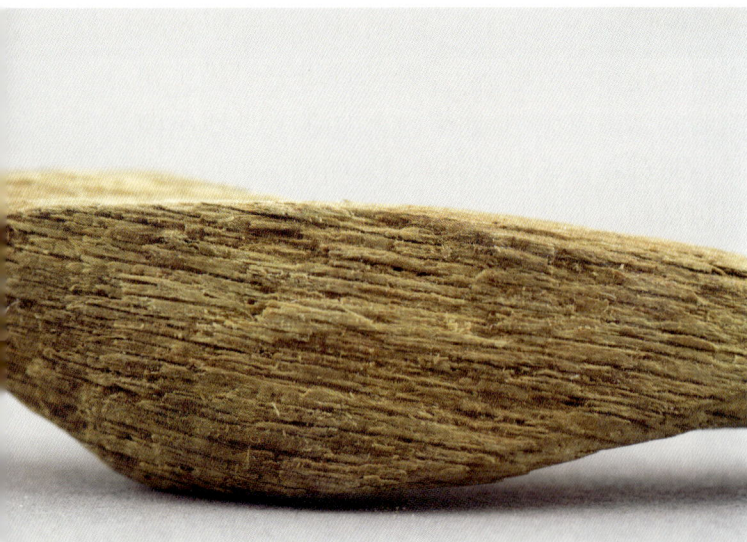

加里曼丹沉香把件·印尼

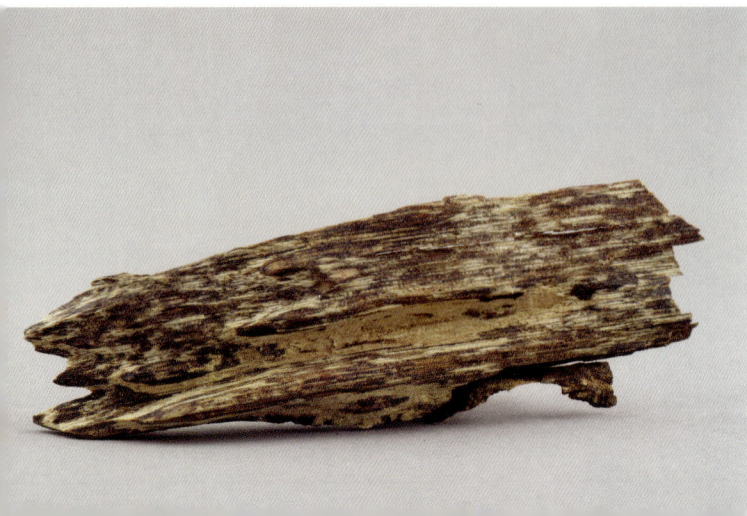

芽庄沉香随形摆件·越南

八、随　形

　　沉香在造型上有一种特有的现象就是随形。不仅仅是像玉石那样有随形的摆件，而且有相当多的器物都是这样的。如随形把件、随形山子、随形吊坠、随形手串、随形项链、随形佛珠，等等。但是，所谓随形只是一个视觉概念，有的时候还是需要一些加工的。如随形手串的珠子就是将沉香切割成小块，大小基本统一，稍加修整后穿系成器，只是不打磨而已，而并不是随意将不同大小的沉香穿系成串珠。但是吊坠等一般都是直接打孔后进行穿系，可见沉香随形件在造型上所具有的复杂性。从性质上看，沉香随形雕件对于沉香还有着一定的选择，如一般情况下会选择一些较为致密的块料，虽然不规则，但有的是象形件，就像奇石一样，如非常像某一种小动物等。总之，基本上都是很有特点的随形件，而并不是随意拿一个沉香片就可以作为随形件。随形件的经典往往是山子，随形山子往往是比较大，重峦叠嶂、重山复水，鬼斧神工，自然天成，使人观后有飞跃万里河山之感，大气磅礴。而毫无特色者显然不能作为沉香随形山子。从时代上看，明清时期从传世品上看有这种情况，但数量不是太多；民国时期基本也是这样；而当代沉香当中相当流行随形件，小到手链、吊坠、把件，大到山子等都十分常见。

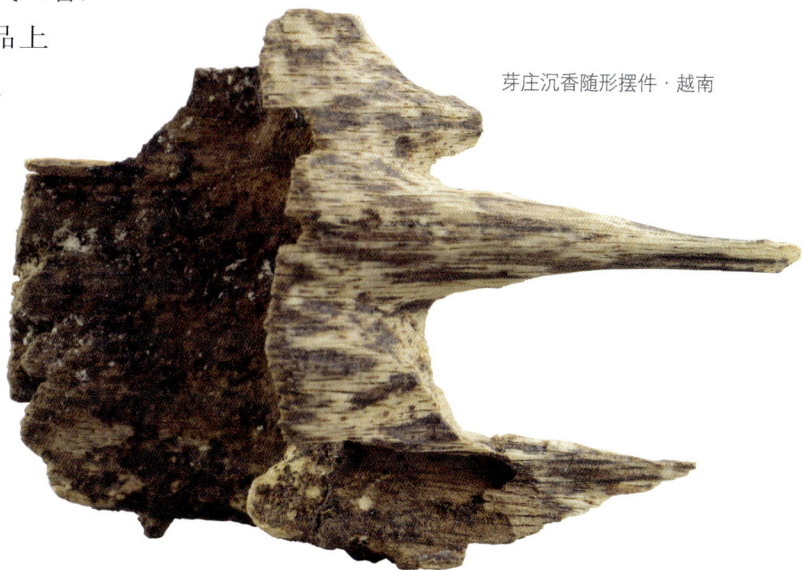

芽庄沉香随形摆件·越南

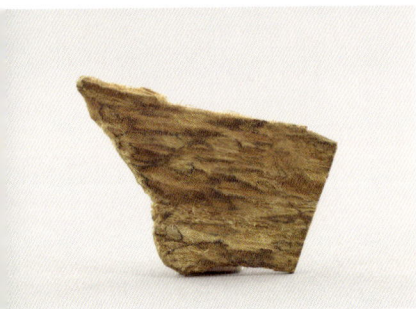

伊利安沉香·印尼

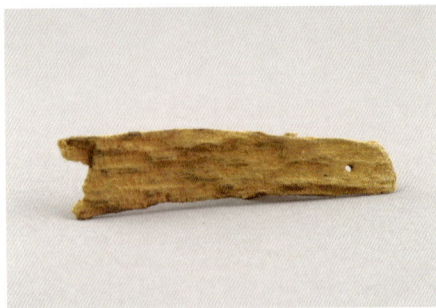

伊利安沉香·印尼

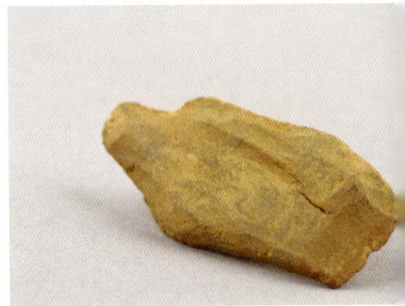

伊利安沉香·印尼

特别是吊坠、串珠等，在总量上有一定的量，是当代沉香中的重要一极。从材质上看，沉香随形料在材质上基本都选用的是较为优质的料，很差的料基本上很少见到有制作随形的。清代、民国在材质上是这样，当代在材质上也是这样。主要以进口料为显著特征，国产料也有见，但数量比较少。

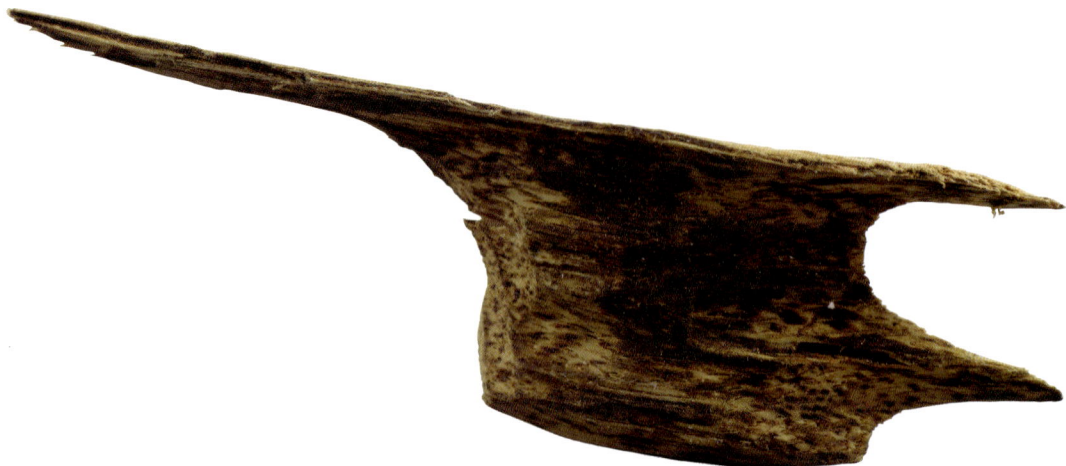

顺化沉香·越南

顺化沉香·越南

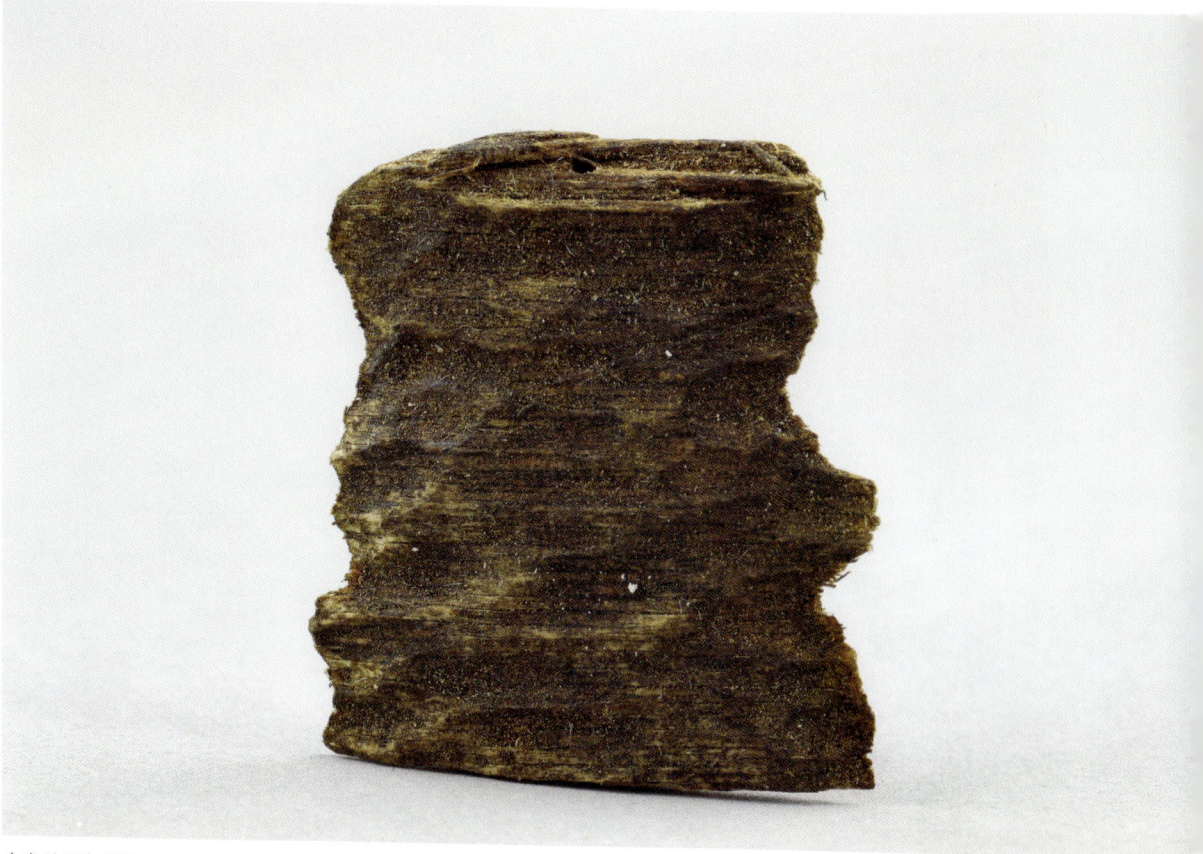

会安随形盔帽状沉香（90% 沉）·越南

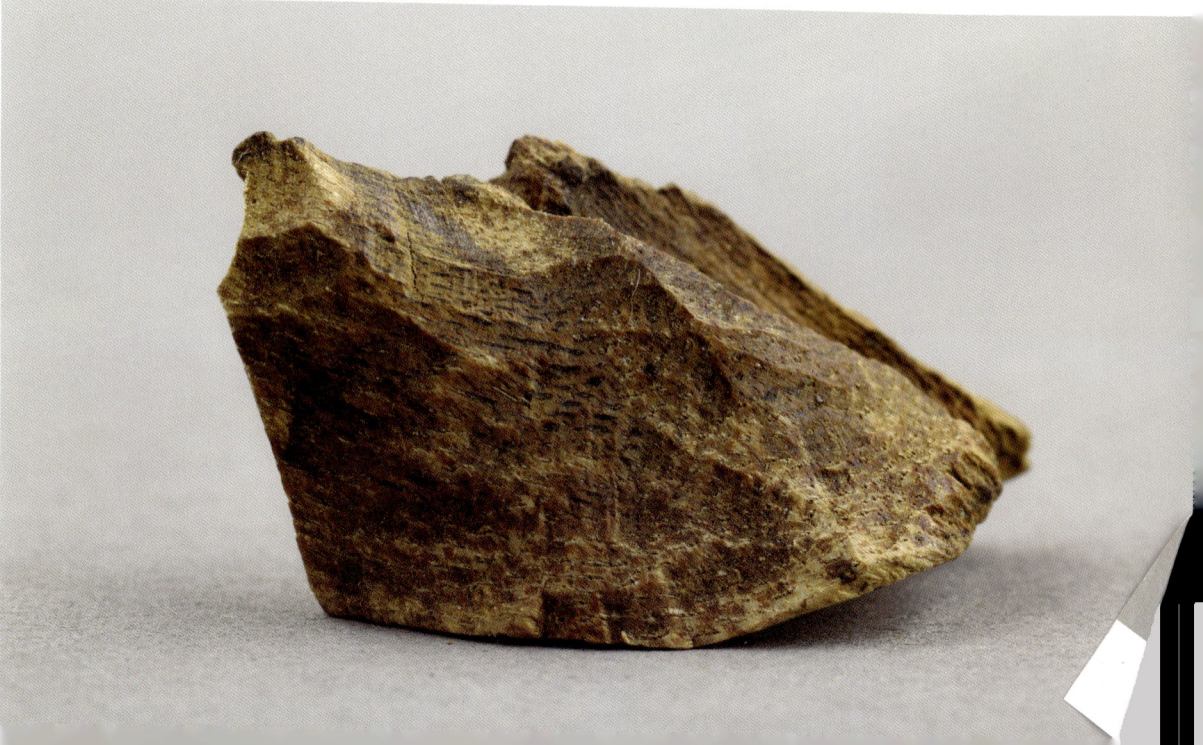

九、橄榄形

橄榄形造型在沉香上也有应用，但应用的范围不是很广，主要以橄榄形的珠子为常见，如手串等，其他的造型在沉香上不是很常见。橄榄的原产地在中国，是一种美味的水果，为中国人所熟悉，因此橄榄的造型在沉香上也象征性地出现了。但实际上橄榄形的造型并没有最终发展起来，这一点我们在鉴定时应注意分辨。从形制上看，橄榄形的沉香在造型上以写实为主，非常有型，中间大，两头小。从琢工上看，橄榄形的沉香造型相当珍贵，这主要与沉香是一种极为珍贵的原料有关，在琢磨上极尽心力，精工细琢，造型隽永，琢磨细腻，手感光滑。从规整程度上看，沉香所谓橄榄形的造型其实都不是几何意义上的，与真正橄榄的造型虽然很像，但还是有区别，主要以视觉为判断标准。从时代上看，橄榄形的沉香各个时代应该都有见，当代沉香在数量上略多一些。

十、山 子

山子作为一种艺术形式，很早就有见，在和田玉及其他珠宝上早有体现，同样在沉香上也是最为重要的造型之一。沉香山子主要有两种艺术表现形式：一是随形山子；二是雕件山子。我们在这里主要讨论雕件山子。玉不琢不成器，同样沉香山子也是这样，除了很少数能够浑然天成外，大多数山子还是需要经过巧妙的构思，精湛的工艺给予雕琢。

芽庄沉香随形摆件·越南

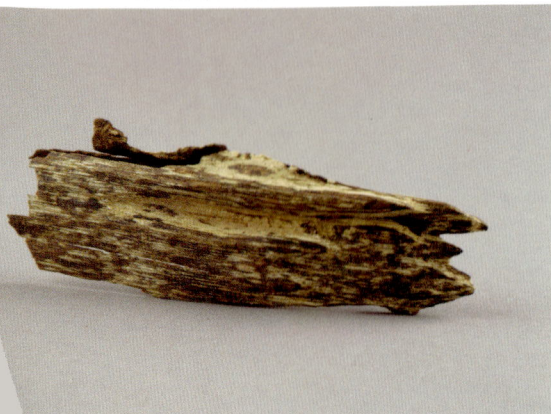

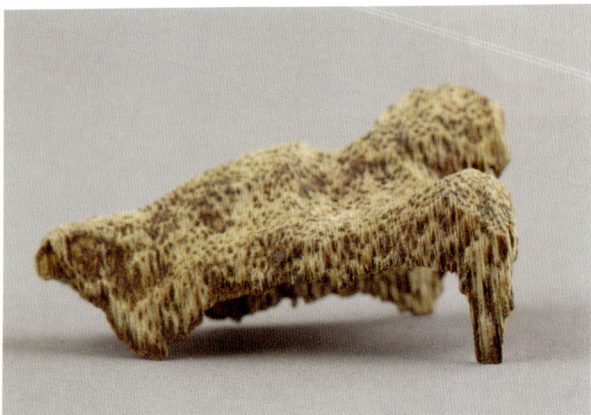

芽庄沉香随形摆件·越南

　　从时代上看，沉香山子需要的料比较大，不否认在早期可能会有山子的存在，如秦汉、唐宋时期等，但由于资料匮乏，很难找到切实的证据，只是推测而已，但这种推测绝对是近乎真实的推测，因为这种推测是常识性的，人们一般都会想到。而明清时期由于沉香传世品非常之多，沉香山子也是频现，这样我们知道在明清时期沉香山子已经是相当流行。不过，明清时期的山子并不像今天那样的流行，形态也介于山子和随形摆件之间，有时很难确定山子的造型，很多情况下只是进行造型上的修整，而不进行雕刻。民国时期山子的造型基本也是这样。当代基本上继承了这一传统，有不进行雕刻的山子造型；不过在当代也有很多山子是有雕刻的，山上层峦叠嶂，山峰斜起，树木从生，小桥流水，竹林成片，仙鹤、麋鹿、双龙等小动物应有尽有。

　　从具体造型上看，当代沉香山子造型在延续传统的基础之上有所增加。人们往往将沉香山子制作成圆形、椭圆形、长方形、扁方形等，其他的造型也有见。总之，山子的造型并无定式，主要是根据原材的造型顺势而来，耐人寻味。当然，之所以山子造型在当代如此的盛行，显然也与沉香原料依然珍贵分不开。对于一些大的沉香原料，很多人都舍不得将其切割制作雕件，而是将其开发成为山子等的摆件。这样，既利用了雕件，又保护了如此大块的沉香原材。另外，沉香山子在创作手法上特征明确，无论是哪个历史时期都是主要以"以小见大"为显著特征。既通过比例缩小，将山林、树木、亭台楼阁、

芽庄沉香随形摆件·越南

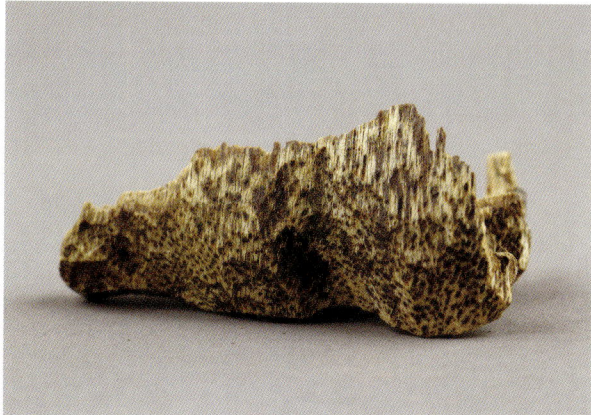

芽庄沉香随形摆件·越南

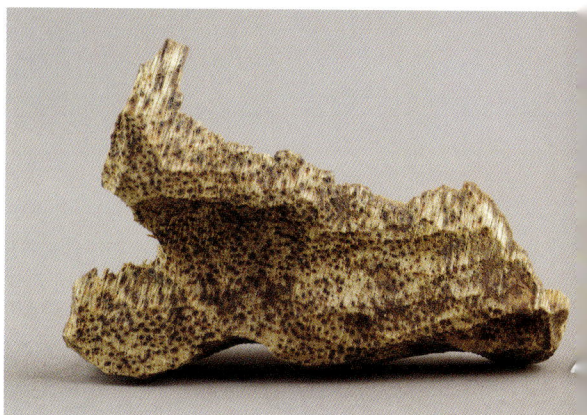

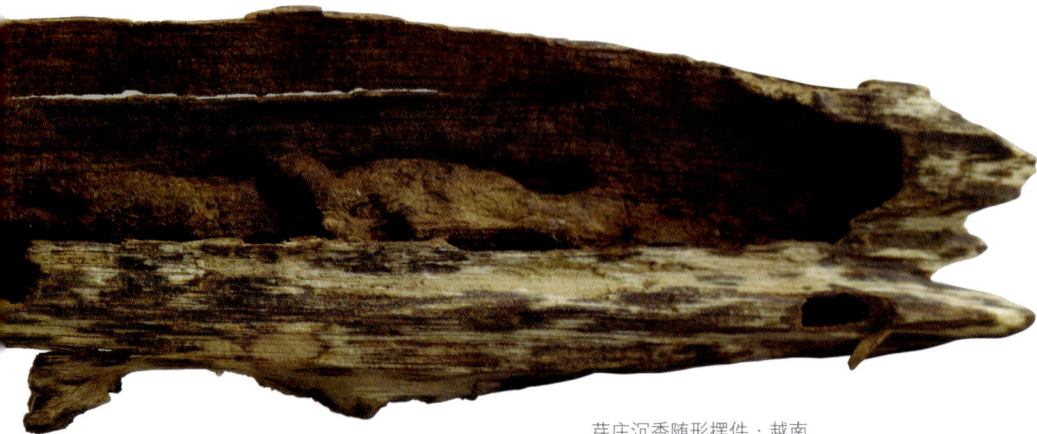

芽庄沉香随形摆件·越南

嬉戏、人物故事等搬上沉香山子。这一点，与隋唐宋元时期的沉香山子不谋而合，看来应该是传统的延续。用纹饰或者是其他的雕琢手法将一块块的沉香料雕琢成为"天地宽广"的山林世界，山路曲径幽深。实际上这是典型的以小见大的创作手法，因为它的载体是小的，但却要反应大世界，所以沉香山子在这一点上没有选择的余地，基本上都是这样一个特点。从品质上看，沉香山子的品质比较好，质地优良，以进口料为主，鉴定时应注意分辨。

　　从做工上看，明清沉香山子在做工上特征明确，可谓是做工精湛、精益求精，力求无缺陷。当代沉香在做工上继承了这一传统，这与沉香材质的珍贵性有关，多数作品都是造型隽永，雕刻凝烁，纹饰刚劲有力，流畅自若，在琢工上非常仔细，几乎很细小的地方都打磨到了，不留死角。局部镂空的方法也有见，局部浮雕、浅浮雕、透雕、立体、镂空、隐起等装饰手法都有见。整个来看写实性比较强，但也有点到为止，巧妙取舍者。总之，沉香山子雕件多数巧夺天工，精美绝伦，具有极高的艺术水准。

　　从功能上看，沉香山子在功能上继承了传统，主要以摆件为主，也就是陈设观赏的功能更加突出。但沉香实际上并不华丽，只是异常珍贵，所以沉香在具体功能上给予人们最多的应该还是精神慰藉，而不是华丽的视觉效果。同时沉香具有很重要的财富象征功能。

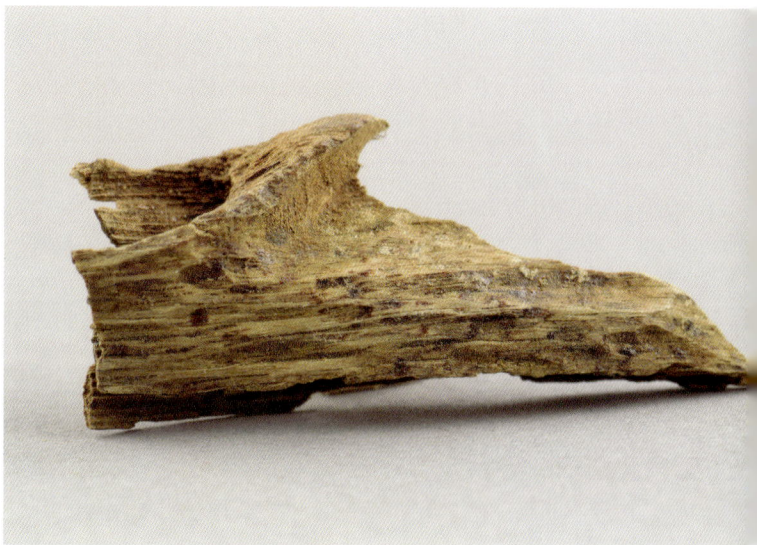

会安沉香（90% 沉）·越南

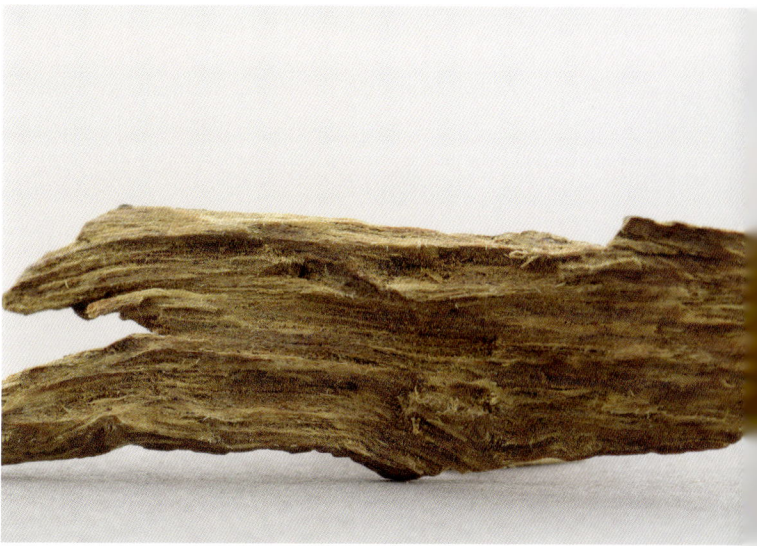

加里曼丹沉香（90% 沉）·印尼

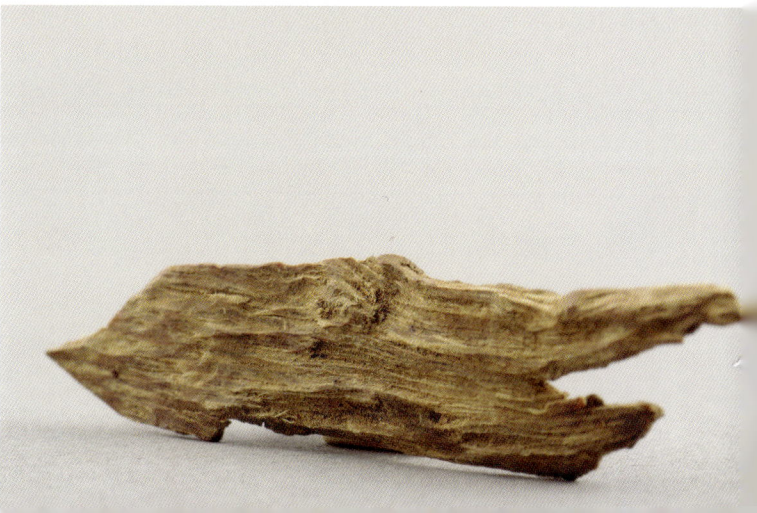

加里曼丹沉香（90% 沉）·印尼

十一、高度特征

沉香在高度特征上比较明确。虽然是大小不一，但是由于沉香材料的稀缺性，导致了沉香在高度特征上并不是以高大为主，而是以小为显著特征。

我们来看一则实例，明代沉香木镂雕包金腰带，"高5.5厘米"（江西省文物工作队，1984），可见这件包金腰带的高度是5.5厘米，这样的一个高度与我们当代皮带相比应该算是比较细的一种，但是已然不会影响到实用的功能。由此可见，沉香在高度特征上所谓的以小为主，但这个小的尺度并不是微型，而是以不影响实用为显著特征。也就是在不影响实用的基础之上，高度特征可以无限的小。这一点，我们在鉴定时应注意体会。高度鉴定对于沉香而言十分重要，由高度特征不仅可以知道如以上众多的历史信息，最重要的是可以知道某一个历史时期之内沉香在造型上的大致高度范畴，给鉴定提供一个大致的高度概率参考，这是其最主要的功能。

顺化沉香执壶（三维复原色彩图）·越南

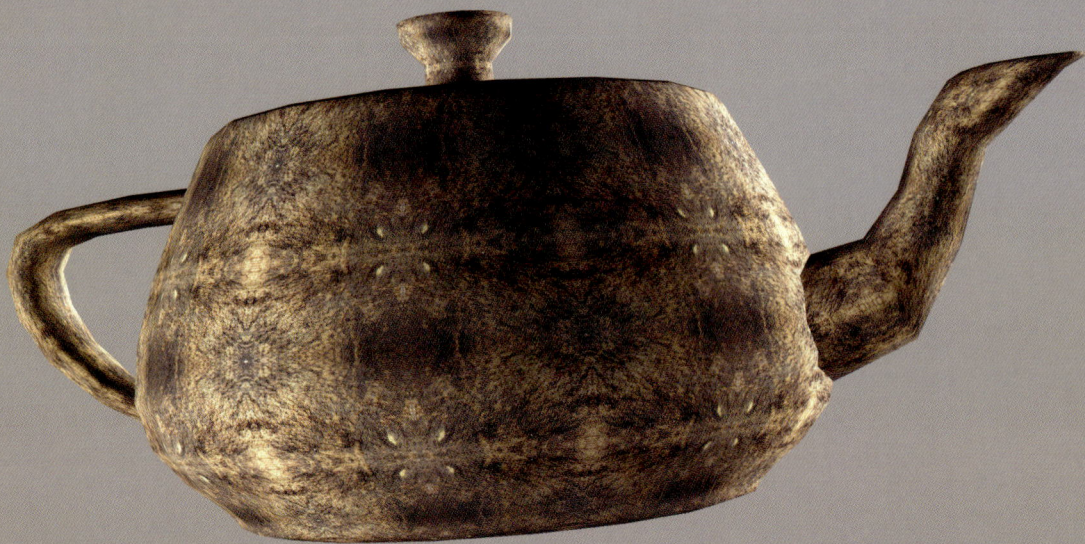

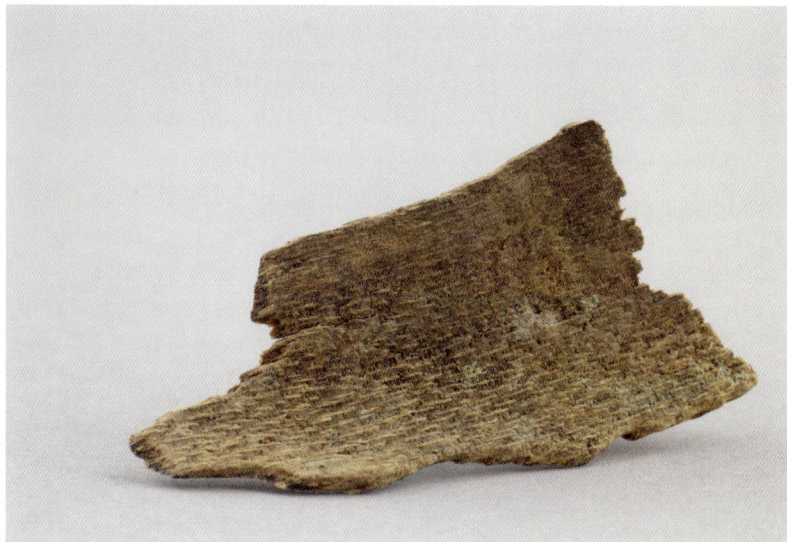

顺化沉香·越南

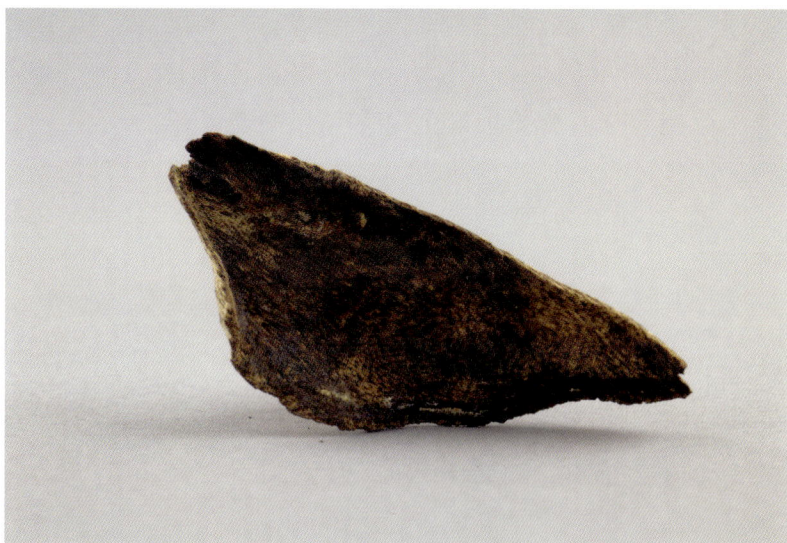

顺化沉香·越南

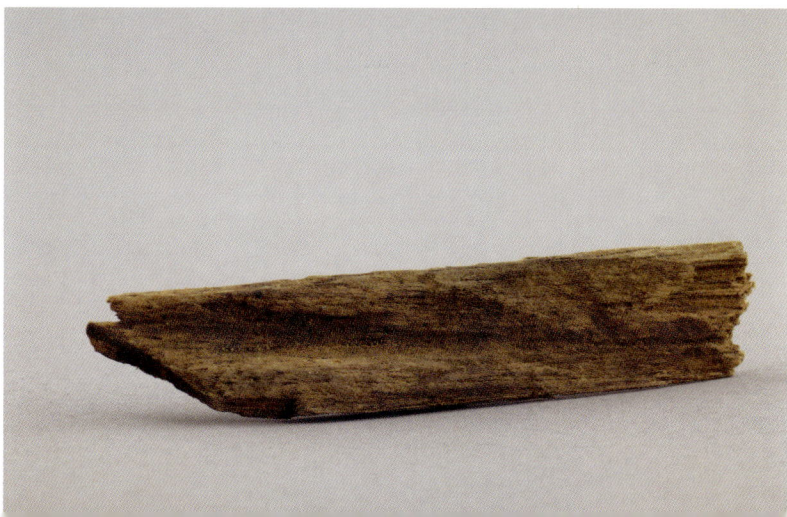

加里曼丹沉香·印尼

从时代上看，早期的沉香制品由于发掘出土比较少，所以很难整理出来一个有效的数据。但是明清时期已有许多传世品，在高度特征上比较明确。如沉香笔筒从八九厘米到十七八厘米者都比较常见。这样的高度特征实际上与其他质地笔筒的大小已经是比较接近，只不过选择的是最小的型号。沉香串珠的直径多是在八九厘米左右，虽然与当代相比有些小，但是实用没有问题；再者是在原材料极为缺少的年代里，这样的沉香手链大小已经不小了。一些佛像、山子、茶壶等大型的雕件，在高度特征上可以达到 20～30 厘米的高度。这基本上已经算是明清沉香当中较高者了，因为再大的雕件在明清时期不是很常见。这主要是受到料的局限，这一点我们在鉴定时应注意分辨。民国时期沉香在高度特征上基本延续清代，由于创新不多，我们就不做赘述。

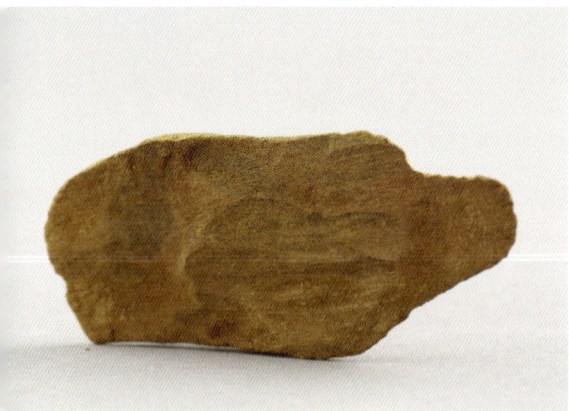

伊利安沉香·印尼

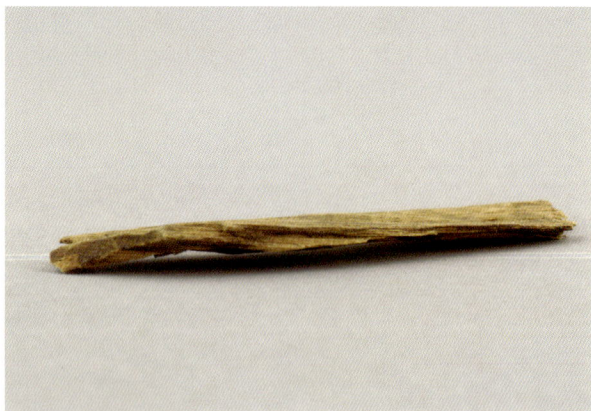

加里曼丹沉香·印尼

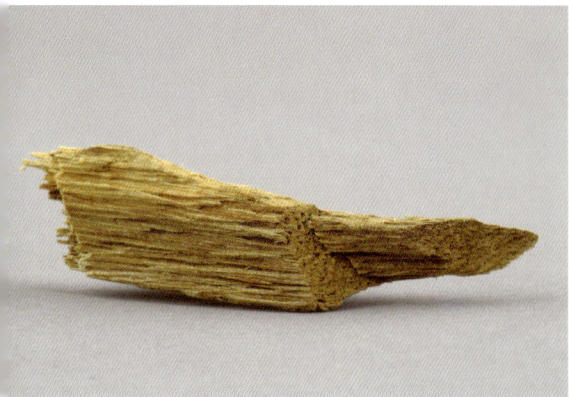

人工沉香·国产料

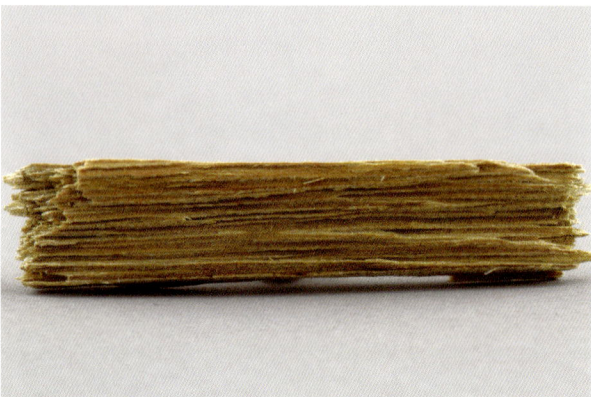

人工沉香·国产料

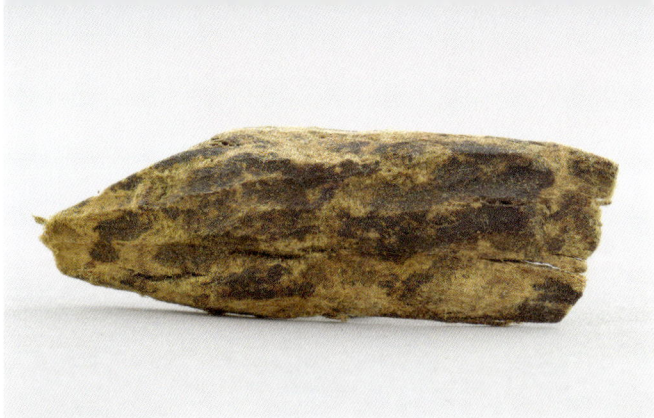

加里曼丹沉香·印尼

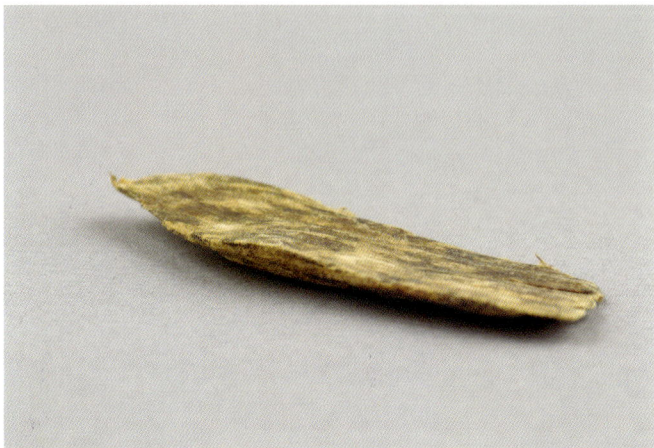

加里曼丹沉香·印尼

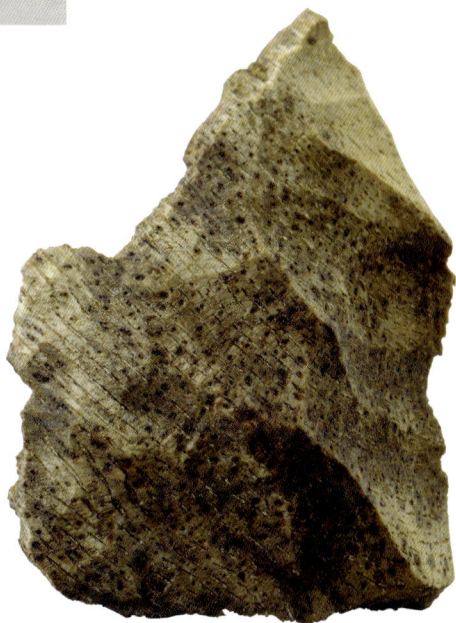

野生沉香·进口料

　　当代沉香在高度特征上是一个飞跃。串珠是大小不一，不仅有小的，而且有比较大的串珠，串联的颗数和高度（直径）特征都有所增加；雕件的大小也有所增加，有个别的的雕件还是有意识地以大为美，但这显然不是主流；把件在大小上也是不一，总体上比清代要大一些。一些佛像、雕件和摆件在大小上有了一个飞跃，基本上都比明清时期要高一些，出现了一些特别高的摆件等。这显然与当代沉香料的增多有关。特别是一些非常大的摆件，有的有一人多高，中间是空的，这显然是人工结香而成。但是这种大型的摆件在当代也是十分流行。

　　由此可见，当代沉香的高度特征在延续传统的同时，还是有所发展。但总体上还是以小器为主，鉴定时应注意体会。

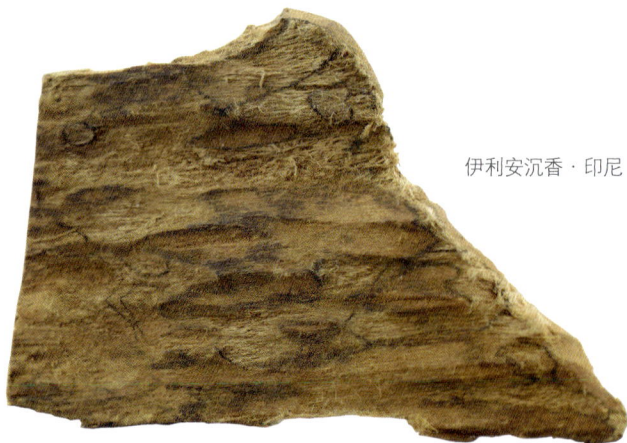

伊利安沉香·印尼

十二、长　度

　　沉香在长度特征上比较明确。从宏观上看，在长度特征上不是很理想，仍然属于以小为主的特点，特别是对于沉香整器来讲更是这样。整块的沉香，特别是优质的沉香总是器物形状很小，仅仅是能够满足实用的需要。我们来看一则实例，明代沉香木镂雕包金腰带"一块长 8.2 厘米"（江西省文物工作队，1984）。这个长度较为适中，完全可以满足腰带实用的需要。不过我们也可以看到，这一腰带是由 20 块沉香木组成的。这样的沉香腰带整体的长度显然已经不是本体的长度，而是串联组合的长度，它与沉香本体长度是另外一个概念。如朝珠的长度可以达到七八十厘米，有的可以达到九十厘米左右。这种由串联而组成的长度在明清和当代都是比较常见。但这不能算作是沉香本体的长度特征。从时代上看，明清时期

芽庄沉香随形盔帽状摆件·越南

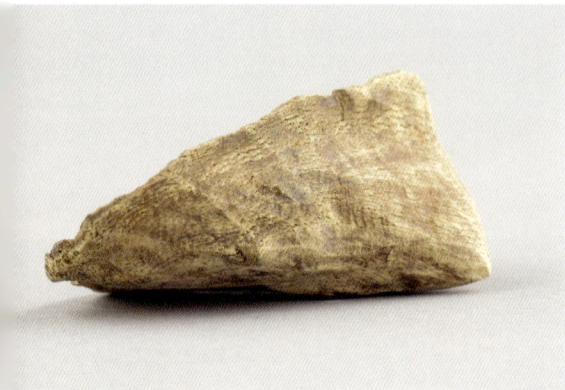

沉香·国产料

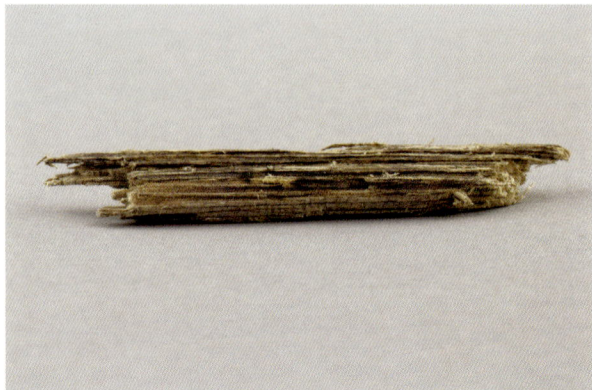

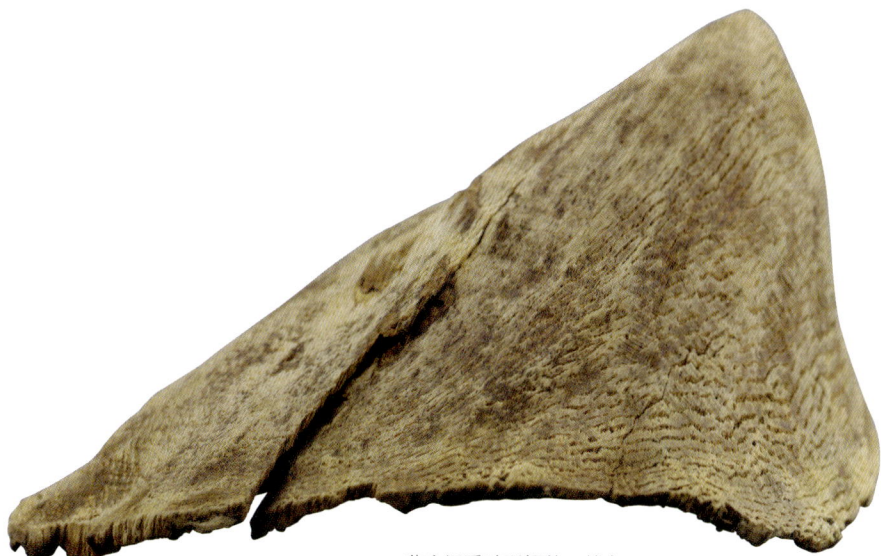

芽庄沉香随形摆件·越南

沉香的长度特征比较明确，如笔筒有见七八厘米者，也有见十几厘米的情况；如意的长度多在三四十厘米；牌子的长度多在五六厘米等。由此可见，明清时期沉香在长度上显然是以小为美，多数数值比较低，或者是适中，数值多是串珠、朝珠一类，不是沉香的本体长度。这与古代沉香原料的奇缺程度有关。民国时期沉香的长度特征基本上延续清代，加之沉香原料来源及工艺手法与清代区别不大，所以在长度特征上创新很小，在此我们不再进行过多的赘述，鉴定时应注意分辨。当代沉香在长度特征上比较复杂。由于当代沉香的造型众多，沉香的量也是不断增大，特别是人工种植沉香的出现使得其在长度特征上具有相当的复杂性。通常情况，野生沉香基本上还是延续了明清时期的长度特征，长度数值以小为主，在具体的器物上，长度特征往往是适中。但是人工种植的沉香则不同，在人工种植的沉香制品上，我们可以看到，长度特征本体是不断增大，一些摆件的长度已经不是野生沉香可以比拟的了。总之，不同时代在长度特征上的不同，主要取决于沉香原料的稀缺程度。稀缺程度高的时代，沉香制品的长度通常较短，反之则较长。由此我们可以知道不同历史时期沉香在长度上的特征，给鉴定提供一个可参考的概率。

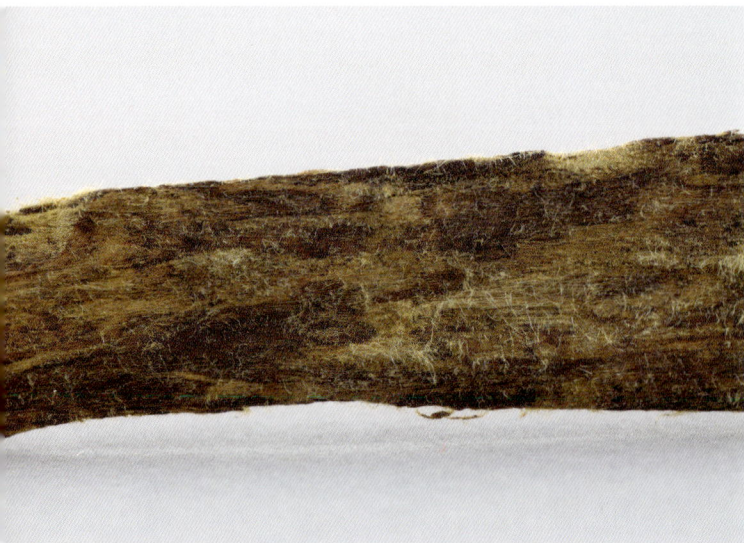

加里曼丹沉香·印尼

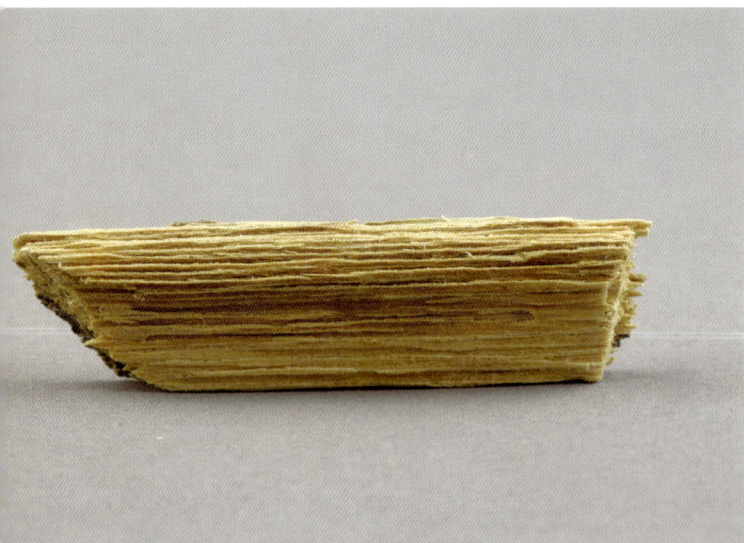

人工沉香·国产料

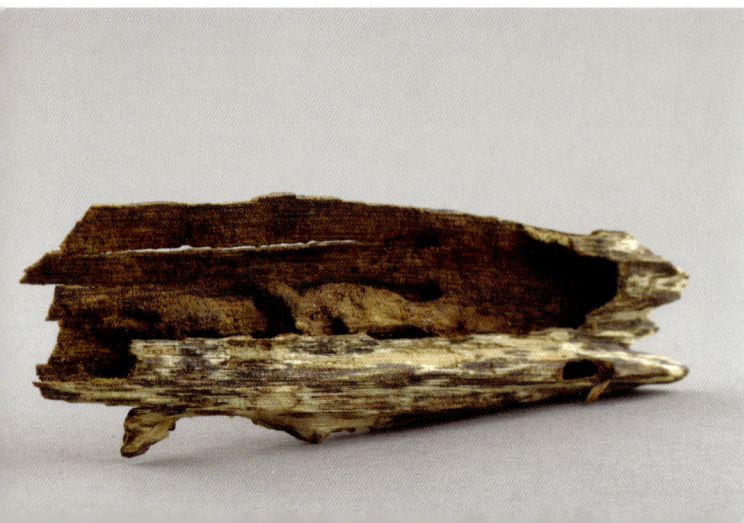

芽庄沉香随形摆件·越南

十三、宽 度

沉香在宽度
特征上比较明
确。如一件明代沉香木
镂雕包金腰带，"宽 5.5 厘米"
（江西省文物工作队，1984）。这件
沉香的宽度只有不到 6 厘米，数值并不是
很大，相对于腰带的造型来讲应该是偏小的。从时代上看，沉香制
品在我国的发展历史很长，不同时代的沉香特点不同。下面我们具
体来看一下：

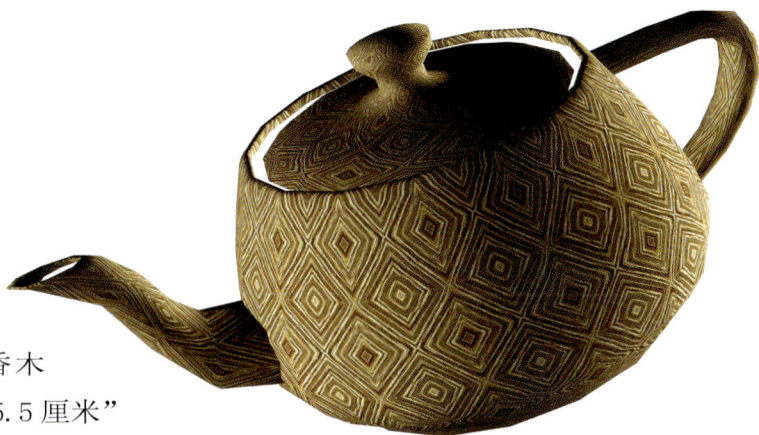

人工沉香执壶（三维复原色彩图）·国产料

加里曼丹 90％ 沉香执壶（三维复原色彩图）·印尼

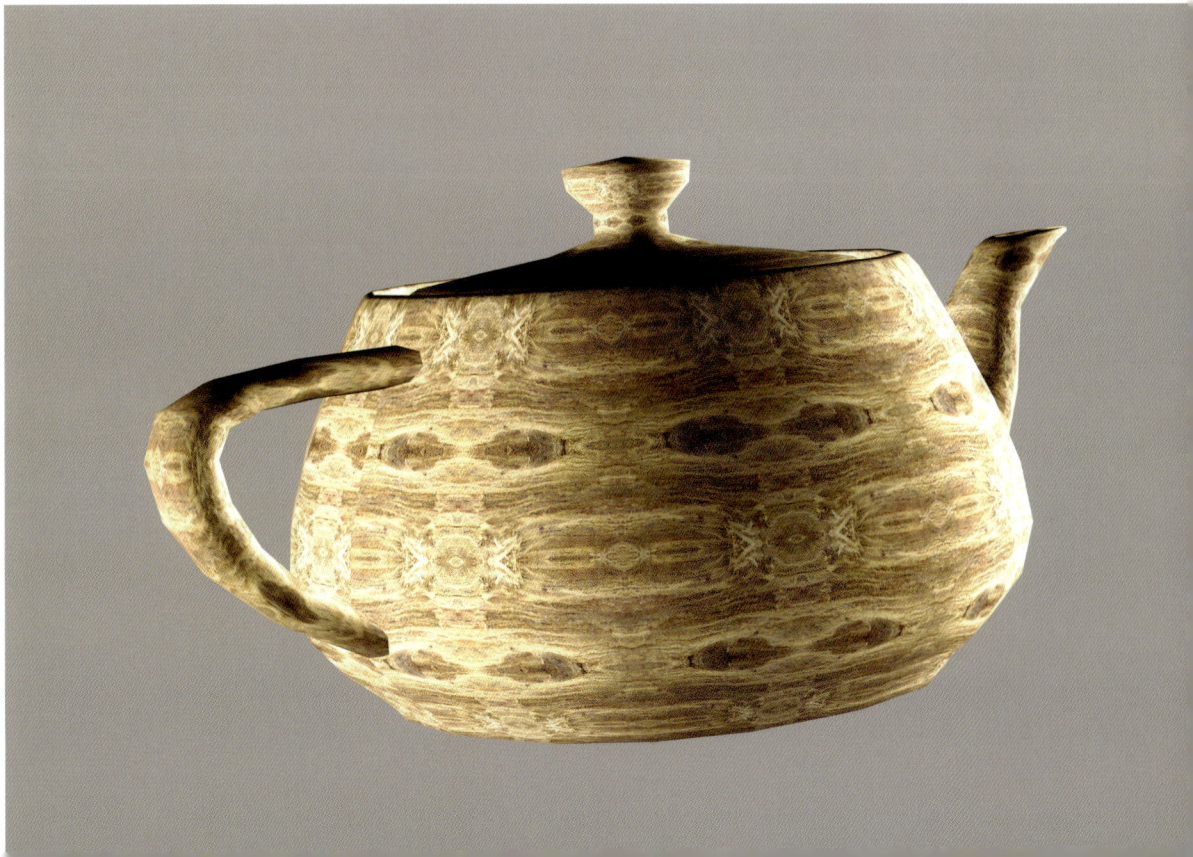

（1）明清沉香。明清沉香在宽度特征上比较明确。从明清时期传世下来的沉香制品上看，杯子的宽度多是十一二厘米，这个宽度特征显然是实用的最低限度，因为再小就变成酒盅了。由杯子的常见尺寸我们可以看到，明清时期沉香在宽度特征上依

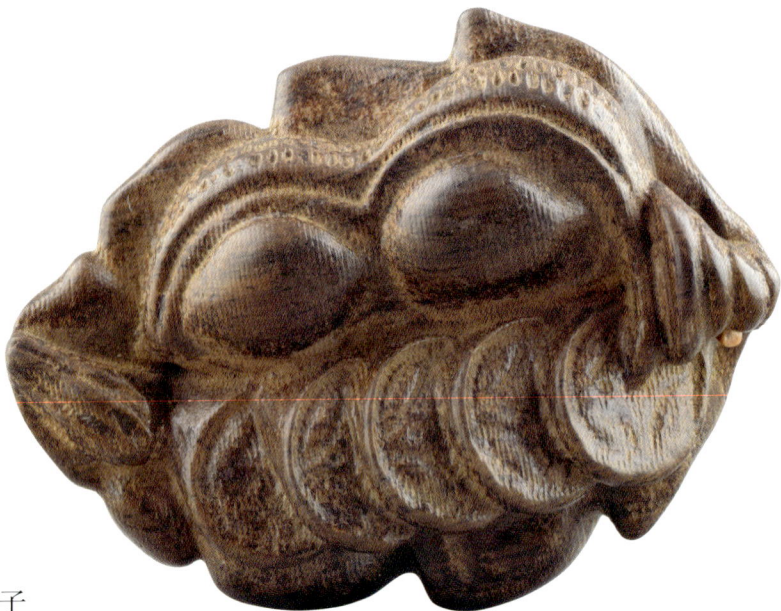

"夜夜生钱"手把件（沉香木雕）·当代仿清

然是以可实用的最低限度尺寸为显著特征。推而广之，其他的器物造型也基本上都是这一规律性特征，就是可以成为造型的最小宽度就是沉香在宽度上的数值。如水盂的宽度多为七八厘米；把件小者五六厘米，大者八九厘米；当然再大的和再小的都有见。以上不过是随意举一些例子而已，但是由此可见，这一时期沉香的宽度特征基本上还是想要以小为主，主要是由于原料的限制所导致。

会安沉香（90％沉）·越南

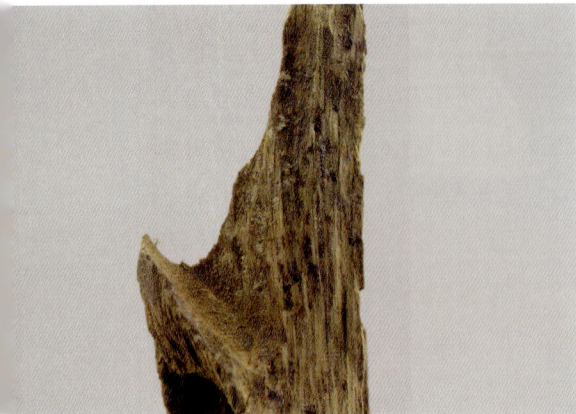

沉香木镯（三维复原色彩图）·当代仿清

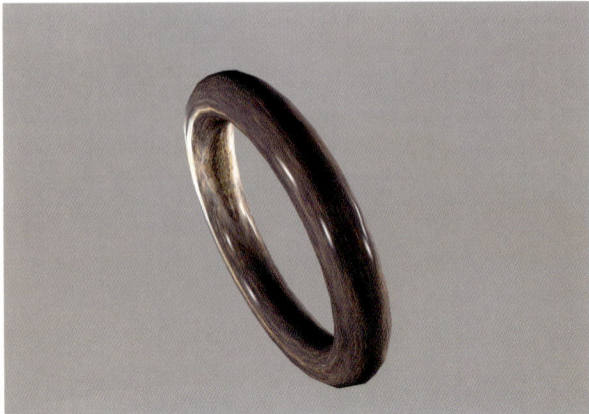

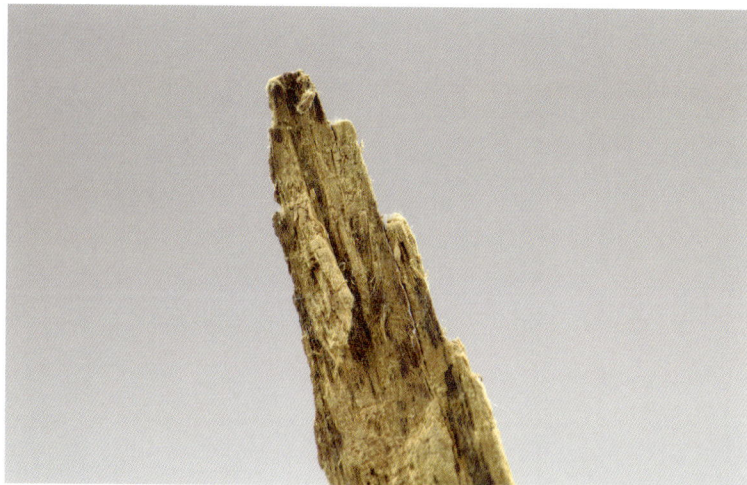

加里曼丹沉香·印尼

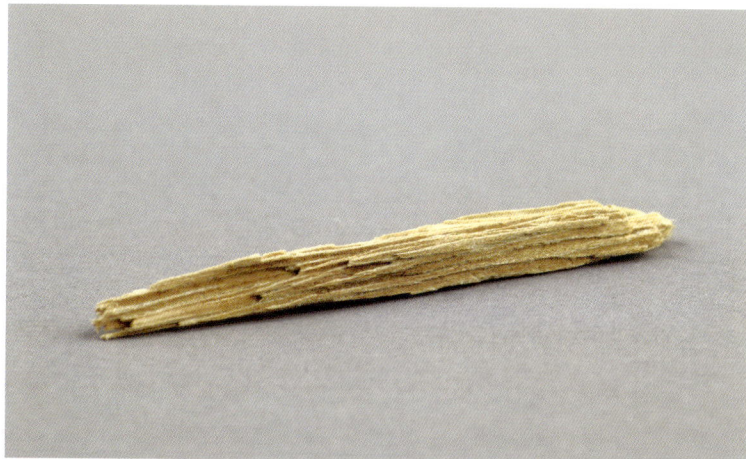

人工沉香·国产料

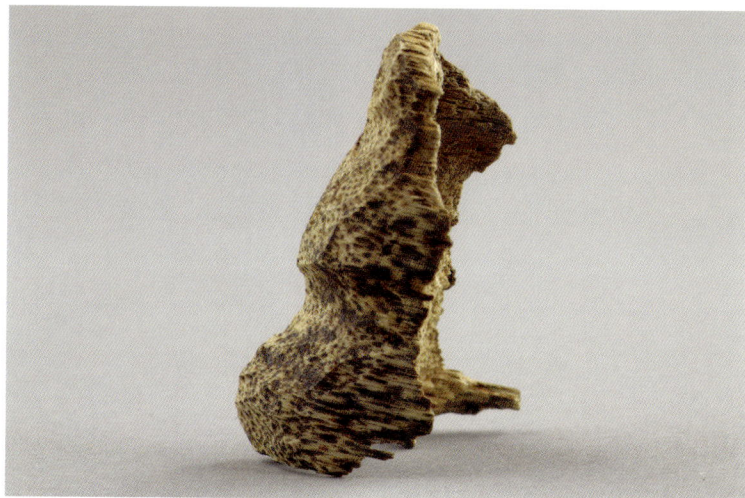

芽庄沉香随形摆件·越南

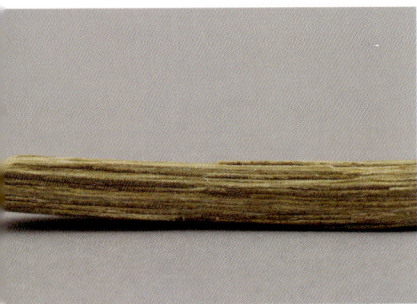

人工沉香·国产料　　　　　　　人工沉香·国产料　　　　　　　人工沉香·国产料

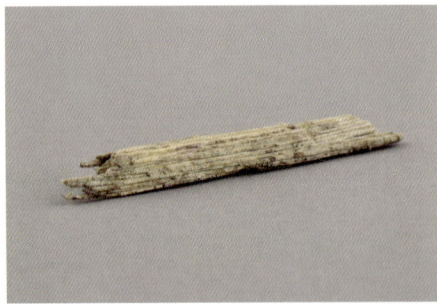

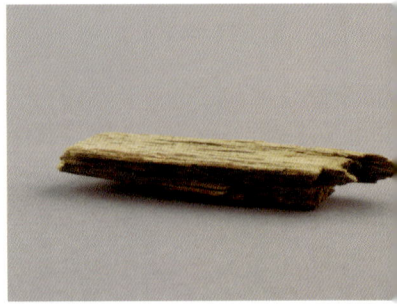

　　（2）民国、当代沉香。民国沉香在宽度上基本上延续了明清时期，具体与清代相似，创新不大，就不再过多赘述。当代沉香在宽度特征上主要分为野生沉香和人工沉香，可以说是大小不一。但总的特征又是比较明确，其显著特点就是当代沉香在宽度特征上野生者基本还是延续明清，以小为多，大者有见，但数量很少。而当代人工沉香在宽度特征上达到历史之最。普遍器物在宽度特征上增加了，没有像过去那种很小数值的宽度特征，如吊坠的宽度通常在5～6厘米，把件十几厘米很平常，摆件多在 30 ～ 160 厘米。

　　由此可见，当代沉香在宽度特征上具有两重性，纠其根本原因还是在于原料问题上。因为野生沉香形成缓慢，明清时期距离当代虽然在我们看来时间很长，但是如果从沉香生长的年代上看，时间还是很短；再者野生沉香树遭到破坏比较严重，所以野生沉香在总量上不比明清时期多。在原料依然紧张的前提下，使得野生沉香的器件在宽度特征上不可能太宽。但是，人工沉香就不一样了，人工沉香动辄几十万亩的栽培量，再加之现代化的科学技术，所以生长较之野生沉香是比较快。在原料充足的情况下，其宽度特征自然会增大，工匠可以随心所欲地根据构思来决定其宽度特征，而不是上来就考虑到原材料的稀缺性。这一点我们在鉴定时应注意分辨。

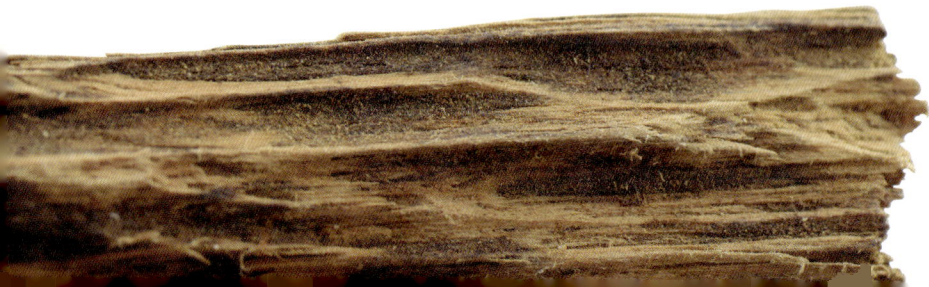

加里曼丹沉香·印尼

第四章　识市场

第一节　逛市场

一、国有文物商店

国有文物商店收藏的沉香具有其他艺术品销售实体所不具备的优势，一是实力雄厚，中高级鉴定专业鉴定人员多，在进货渠道上层层把关；二是文物商店开店时间长，收到优质沉香的可能性比较大。在改革开放以前，主要是国有的文物商店在营业，很多沉香在当时都只能卖给文物商店。下面我们具体来看一下表 4-1。

野生沉香·进口料

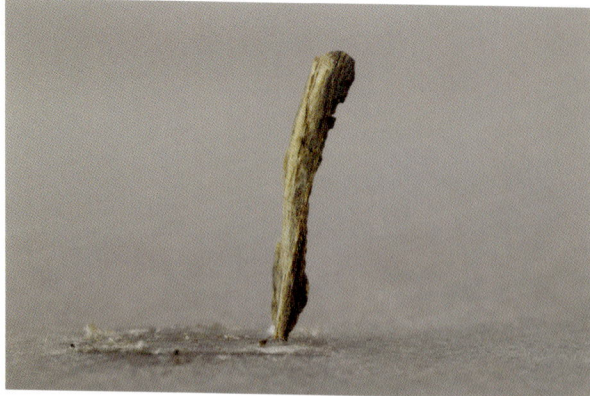

人工沉香镯（三维复原色彩图）·国产料

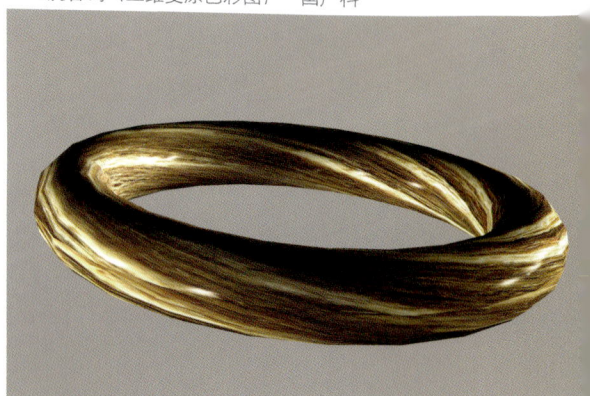

野生沉香·进口料

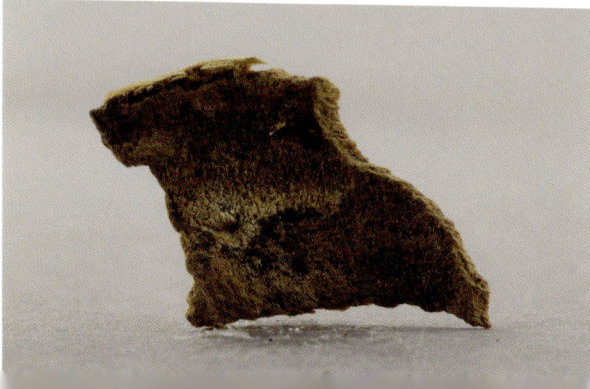

人工沉香碗（三维复原色彩图）·国产料

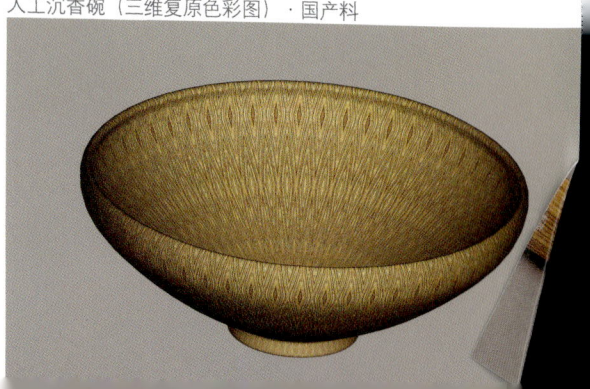

表4-1 国有文物商店沉香品质优劣表

名称	时代	品种	数量	品质	体积	检测	市场
沉香	高古	极少	极少	优/普	小	无	国有文物商店
	明清	稀少	少见	优/普	小器为主	通常无	
	民国	稀少	少见	优/普	小器为主	通常无	
	当代	较多	较多	优/普	小器为主	通常无	

由表4-1可见，文物商店内沉香优势明显，有可能买到古代沉香，明清和民国时期的沉香虽然稀少，主要以小器为主，但毕竟是古代沉香最为靠谱的市场，价格也都是比较高，一般人要想到文

野生沉香·进口料

物商店去捡漏，可能性几乎是零，除非是当代人工沉香价格低一些。不过从其数量上看，可见沉香在古代真实少到了极点，异常珍贵。文物商店内的沉香在器物造型上主要以小器为主，大的山子、雕件等几乎是很少见。品质适中，优质者偶有见，大多数是普通的器皿。从检测上看，文物商店内的沉香通常很少去做物理方面的检测，也没有什么检测报告。但是，由于大多经过文物专家的鉴定，所以在品质上还是比较放心的。

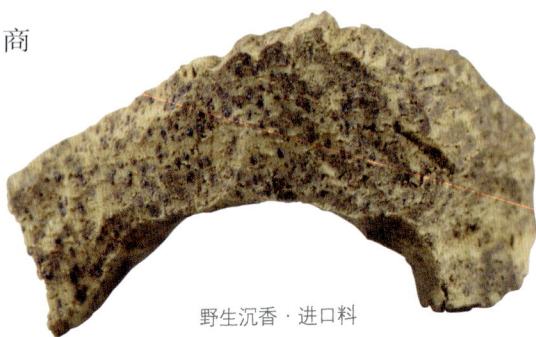

人工沉香·国产料

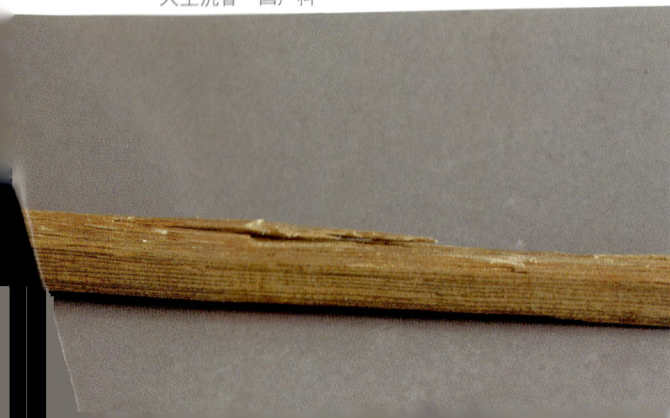

顺化沉香·越南

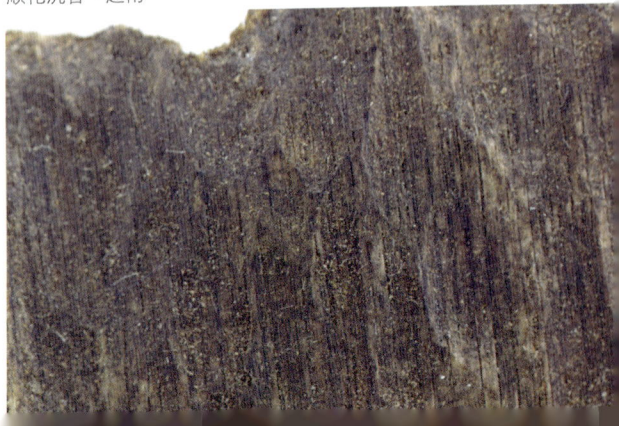

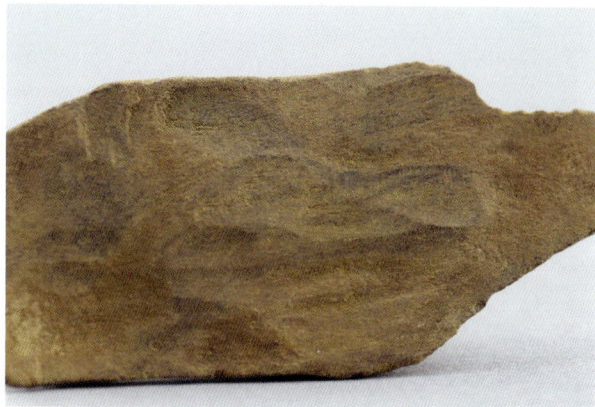

伊利安沉香·印尼

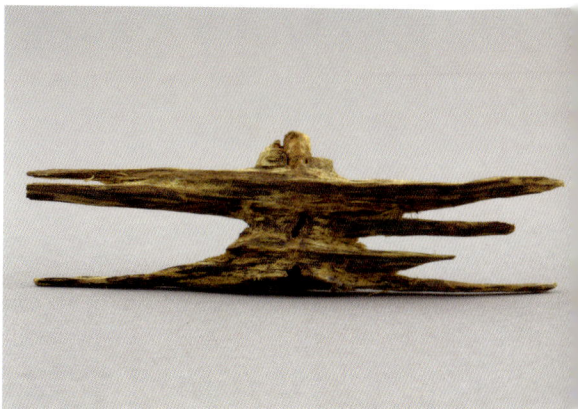

顺化沉香·越南

由上可见，国有文物商店是我们购买沉香的好去处。另外，国有文物商店不仅有销售部门，而且还有收购部门，收购的价格比较公道，一般不必担心会挨宰。因为国有部门即使宰了某个人，所赚的钱也到不了个人的手里。总之，国有文物商店是我们收藏沉香的好去处之一。基本上每一个省都有国有文物商店，无非就是有的名字不直接冠名为文物商店而已。如河南文物交流中心是河南省文物局的直属事业单位之一，著名的还有中国文物流通协调中心、北京古钱币商店、北京市文物公司、陕西省文物商店、辽宁省文物总店、河北省文物交流中心、天津市文物公司、内蒙古自治区文物总店、山西省文物总店、上海市文物总店等。但即使这些大的文物商店，也并不是都有沉香，可见沉香的数量之少。

加里曼丹沉香·印尼

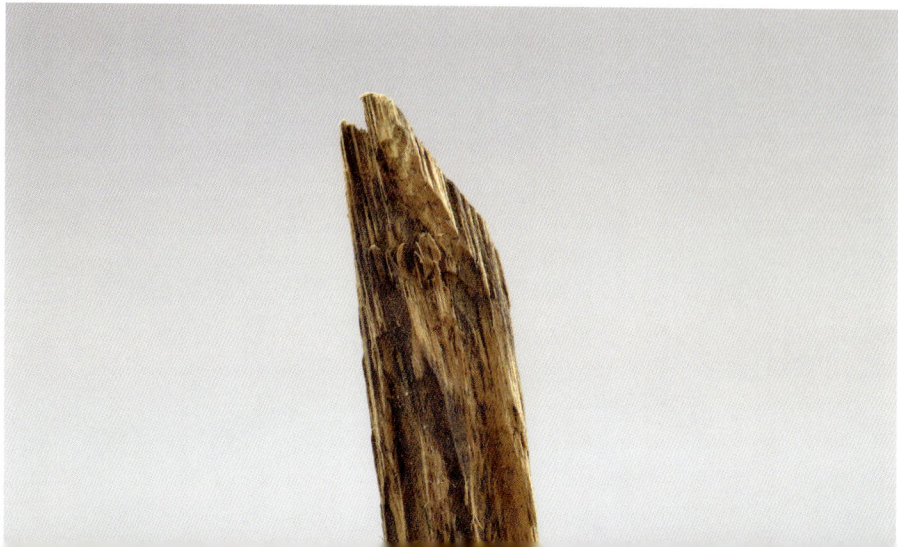

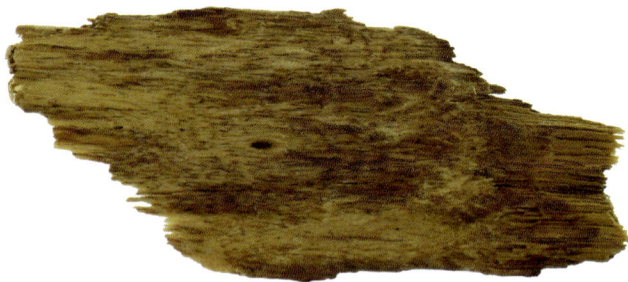

沉香摆件（莞香）

二、大中型古玩市场

大中型古玩市场是销售沉香的主战场。有小河必然汇成滔滔江水，小古玩市场的发展，无形中促进了大型古玩市场在某些大中城市的形成。如北京的琉璃厂、潘家园、北京古玩城、天雅古玩城等，以及郑州古玩城、兰州古玩城、武汉古玩城等都属于比较大的古玩市场，集中了很多沉香销售商。当然琉璃厂和潘家园是特大型古玩市场，像报国寺只能算作是中型的古玩市场。下面我们具体来看一下表4-2。

表4-2 大中型古玩市场沉香品质优劣表

名称	时代	品种	数量	品质	体积	检测	市场
沉香	高古	极少	极少	优／普	小	无	大中型古玩市场
	明清	稀少	少见	优／普	小器为主	通常无	
	民国	稀少	少见	优／普	小器为主	通常无	
	当代	较多	较多	优／普	大小兼备	有／无	

人工沉香·国产料

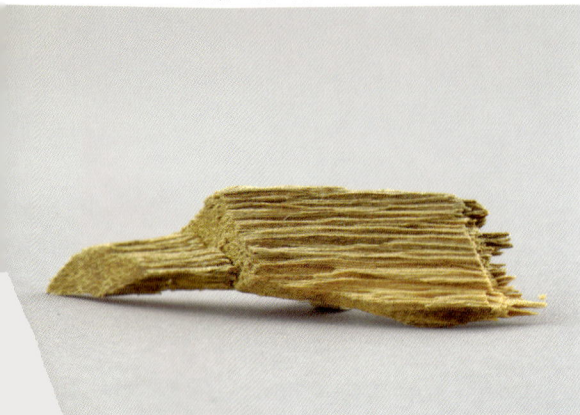

人工沉香·国产料

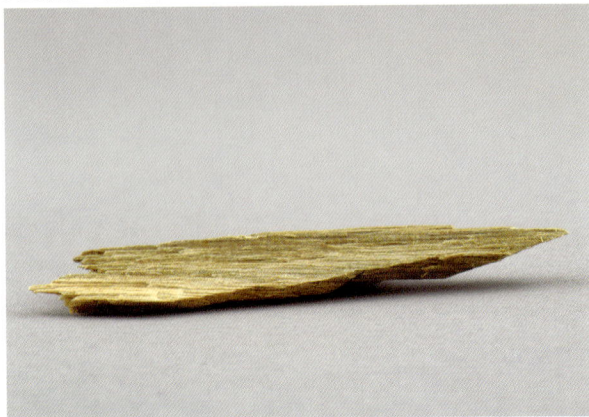

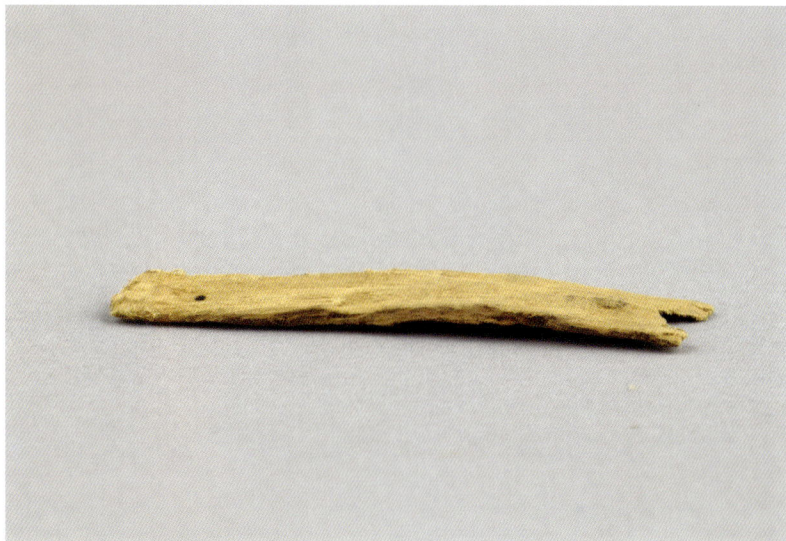

伊利安沉香·印尼

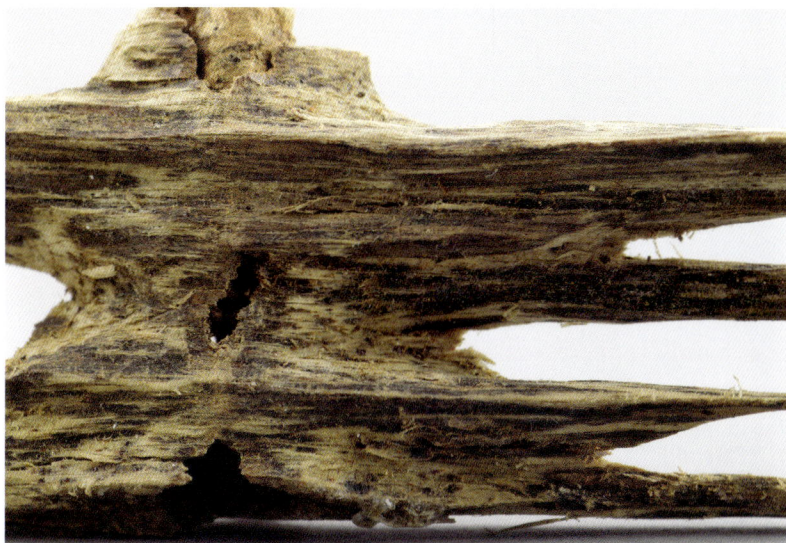

顺化沉香·越南

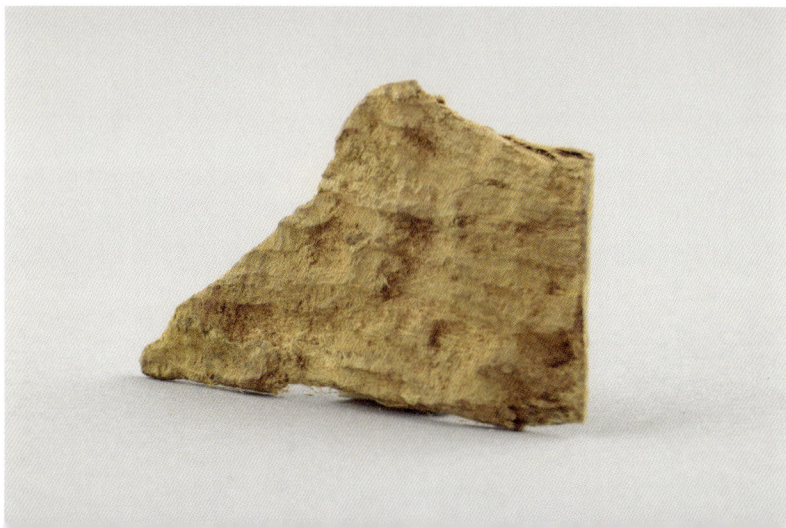

伊利安沉香·印尼

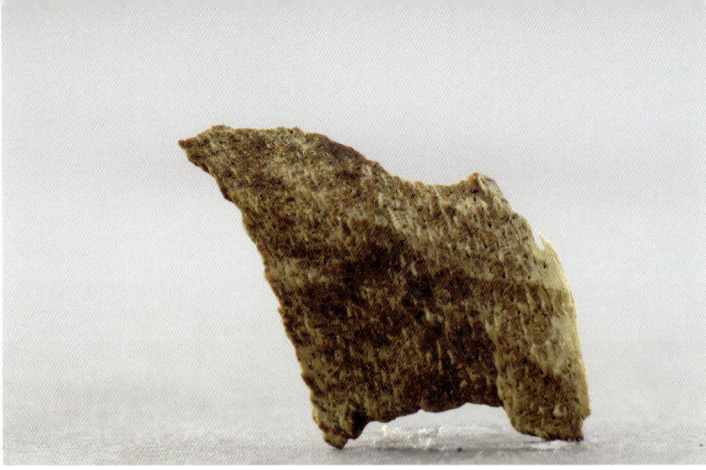
野生沉香·进口料

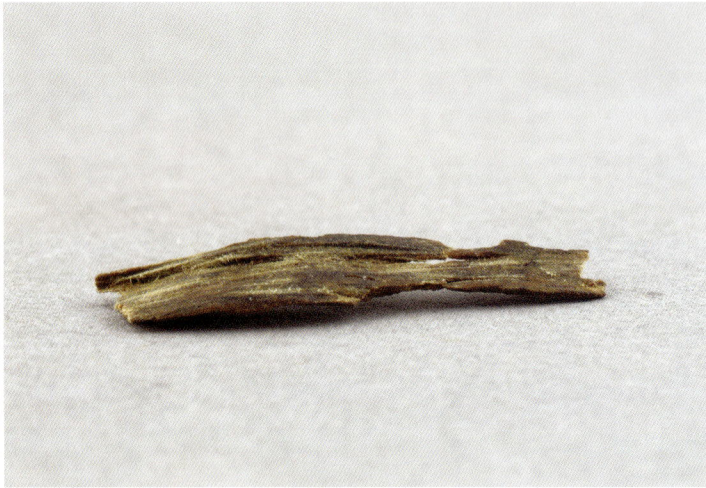
野生沉香·进口料

　　由表 4-2 可见，在这些古玩市场中销售沉香的店铺林立。但店铺大小不一，所经营的沉香品级不一，有经营数百年之久的苍桑老店，如荣宝斋，也有昨日新开的古董店；有收藏各色奇楠制品的大店，也有收藏散碎野生沉香的小店，也有不入流的沉香店。总之是各种各样的沉香都有，你想要什么，基本上都能买到，但真伪需要自己辨别。

　　从数量上看，野生沉香的数量非常少，但假的却很多。古代沉香有见，如汉代的、唐代的、宋代的等都有见，但是这些沉香大多不太靠谱。不过古玩市场总是有这些东西存在。比较普遍的是明清时期的沉香，实际上真正明代的沉香数量依然还是比较少见的，清代和民国的多一些。但是，在古玩市场上买这些古董级别的沉香显然需要专业人员的指导，不然买到真货的可能性几乎是零。

当代沉香是古玩市场上销售的主力军。大中型古玩市场上优质和普通的当代沉香大量有见，有的还有简单的检测。但古玩市场上的检测，有的并不能直接说明其是沉香，还是要以我们的经验为判断的主要标准。因为，检测证书上写着的往往是沉香木，而沉香木与沉香是两个完全不同的概念。这些检测证书，我们要仔细研究，慎重辨识沉香。好的沉香，需要我们从这些大型古玩市场上仔细地挑选出来。沉香的价格从每克几十到几万元的都有。当然，从价格上我们也可以看出真伪与优劣来。有时，这些市场上的一块沉香，外表看是野生沉香无疑，但是要价为几元钱一克，显然是经过优化的。通常来说，在大型市场上买来的东西，比小市场上要好一些。但是对于沉香而言还真的不好说，因为沉香在作伪上几乎是没有限度的。无论你在哪里买沉香，如果你不按照沉香的品质标准来严格区分，都有可能买到假货。

压油广南沉香执壶（三维复原色彩图）·越南

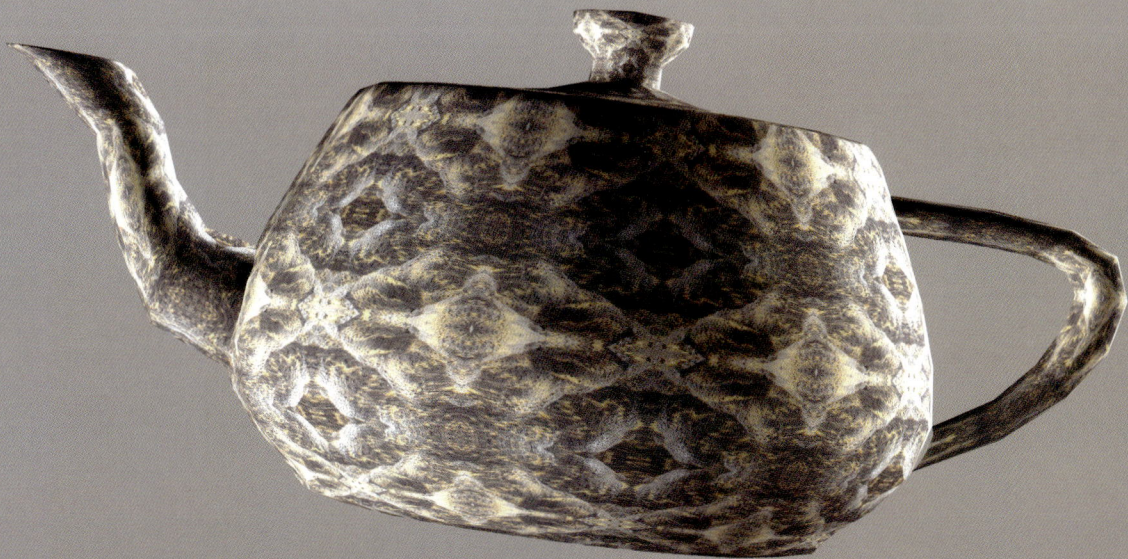

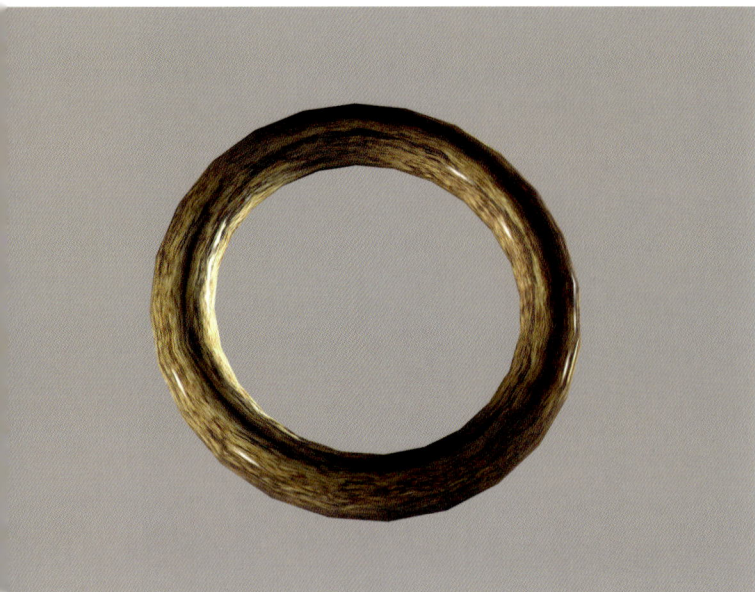

野生沉香镯（三维复原色彩图）·进口料

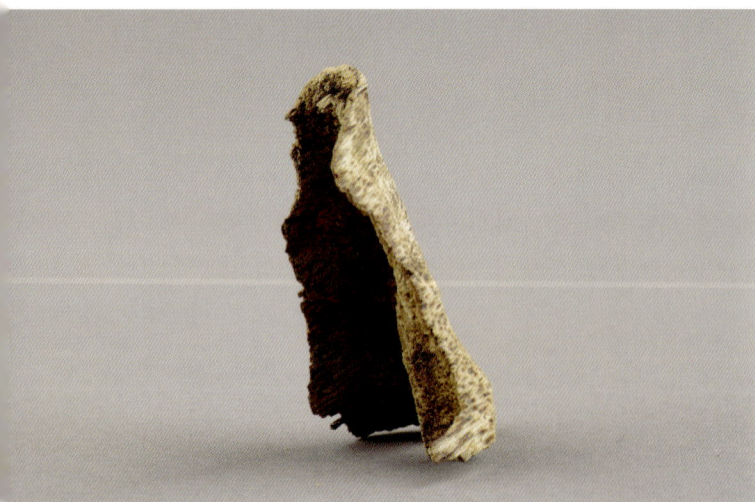

芽庄沉香随形摆件·越南

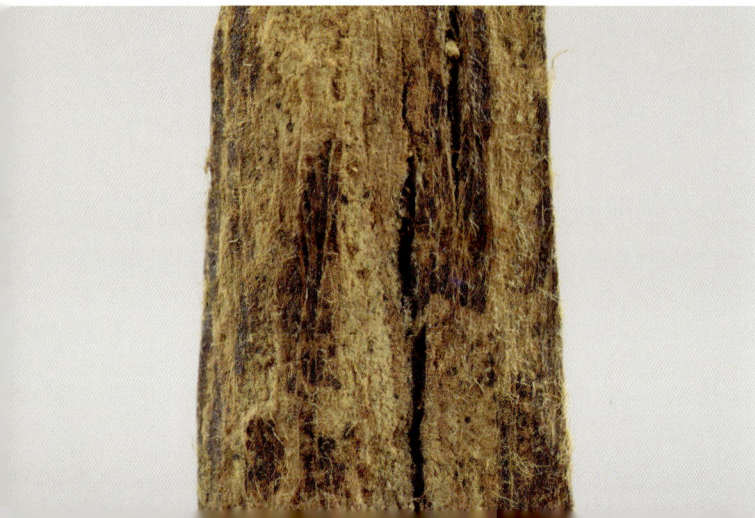

加里曼丹沉香·印尼

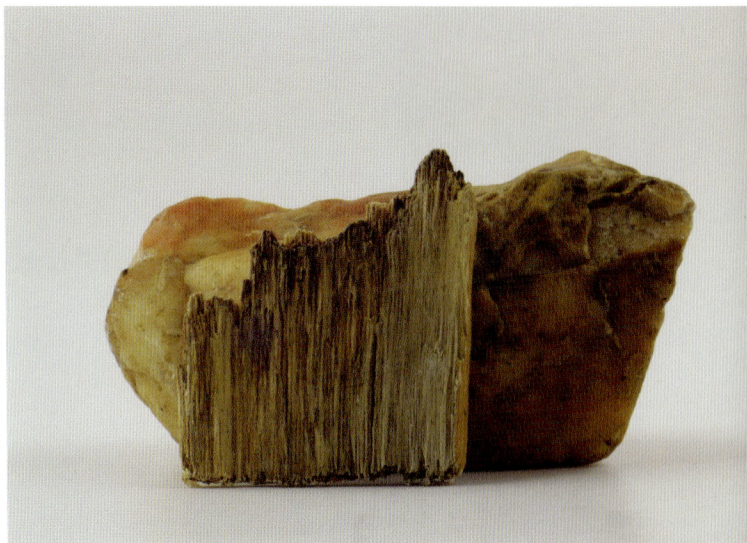

黄龙玉与沉香（莞香）

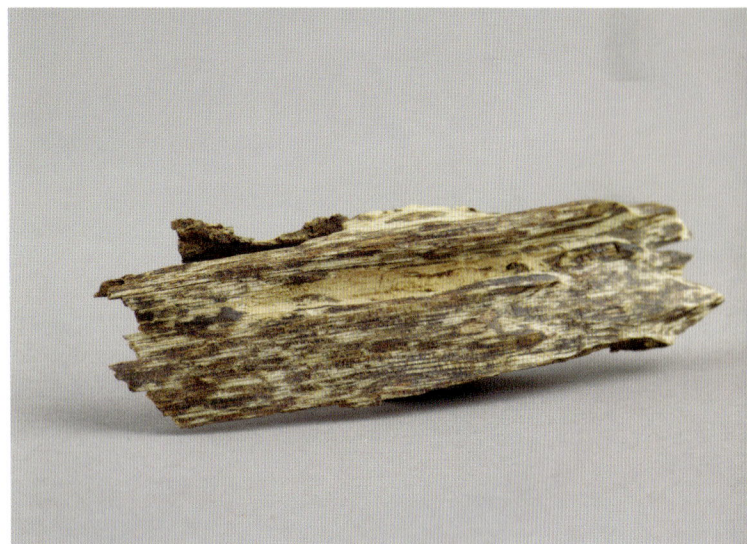

芽庄沉香随形摆件·越南

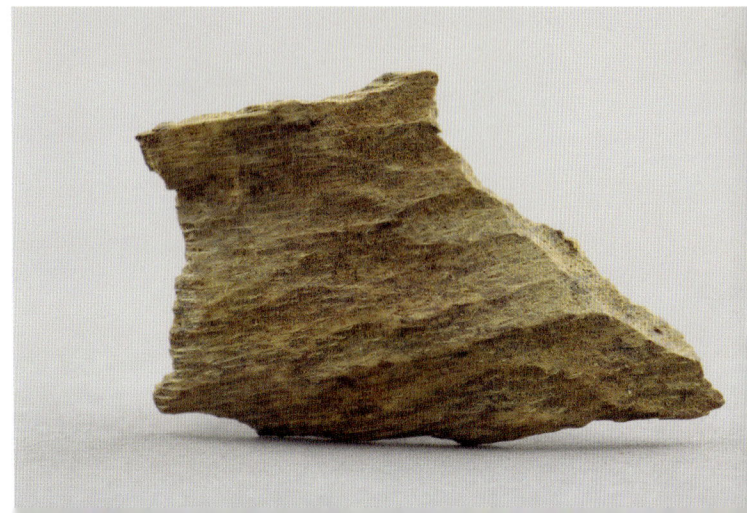

会安随形块状沉香（90％沉）·越南

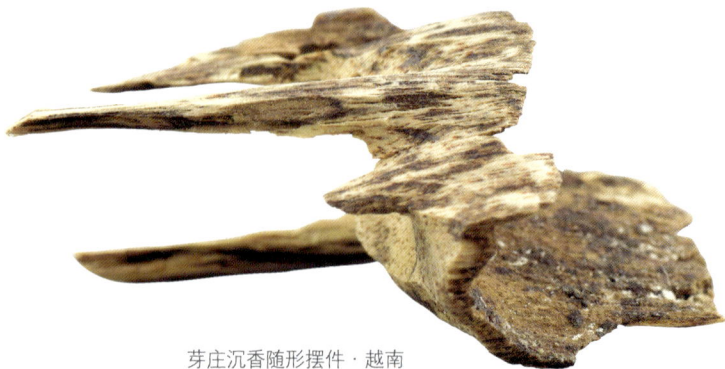

芽庄沉香随形摆件·越南

三、自发形成的古玩市场

这类市场三五户成群，大一点几十户。这类市场不是很稳定，有时不停地换地方，如天津黄河路一带的早市，就经常换地方。这些市场，无论冬夏，凌晨四五点钟便是人声鼎沸，不到八点就收摊，当然这些市场也是销售沉香的好地方，我们具体来看一下表 4-3。

表 4-3 自发古玩市场沉香品质优劣表

名称	时代	品种	数量	品质	体积	检测	市场
沉香	高古						
	明清	稀少	少见	普／劣	小器为主	通常无	自发古玩市场
	民国	稀少	少见	普／劣	小器为主	通常无	
	当代	较多	较多	普／劣	大小兼备	通常无	

加里曼丹沉香（90% 沉）·印尼

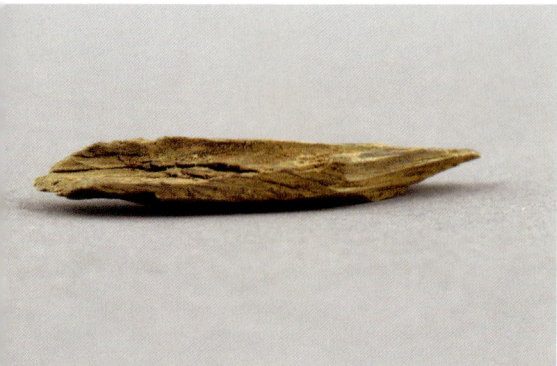

加里曼丹沉香·印尼

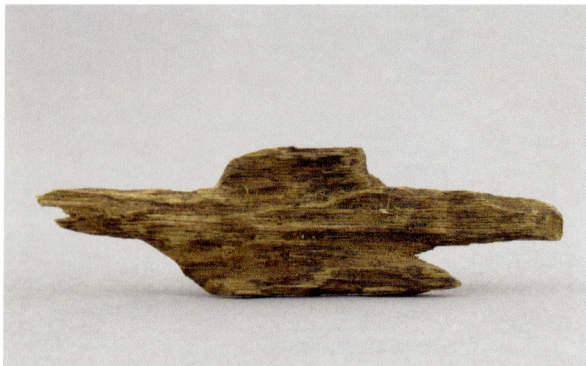

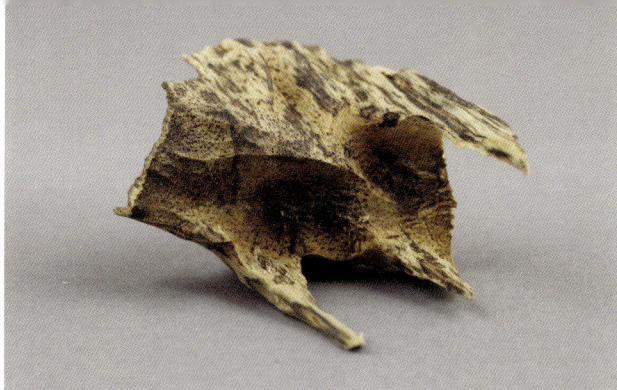

芽庄沉香随形摆件·越南

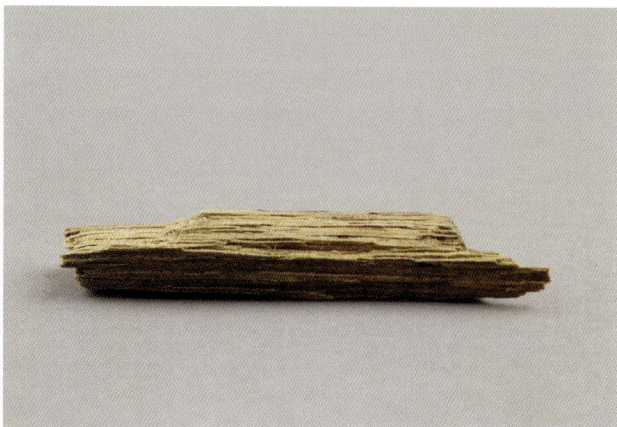

人工沉香·国产料

由表 4-3 可见，这样的市场很多城市都很流行，它总是存在于城市的某个角落里。当然，这里的沉香真假难辨，淘货全凭自己的眼力。市场里多是一些串珠、小雕件等，其中人工沉香和药沉比较多，可谓是物美价廉，块头比较大，有的和大树枝差不多。另外，沉香木数量也比较多，加之有些沉香木本身有一定的香味，更具欺骗性，被小贩们用各种故弄玄虚的办法包裹之后进行销售。用普通木头制作而成的仿品也比较多，被抹油加工后，当成沉香来兜售。有的假沉香含多种有害物质，收藏者购买后得不偿失。

芽庄沉香随形摆件·越南

"夜夜生钱"沉香木雕·当代仿清

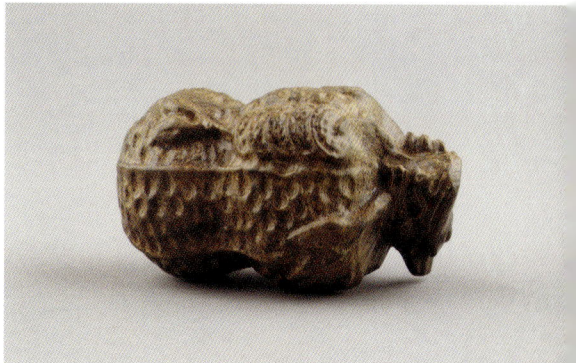

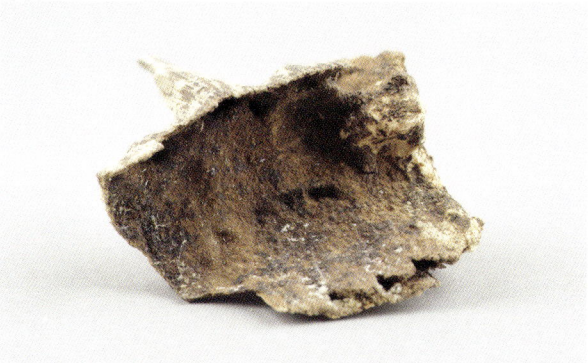

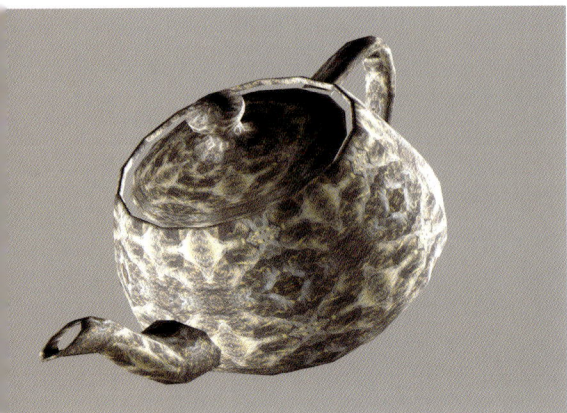

压油广南沉香执壶（三维复原色彩图）·越南

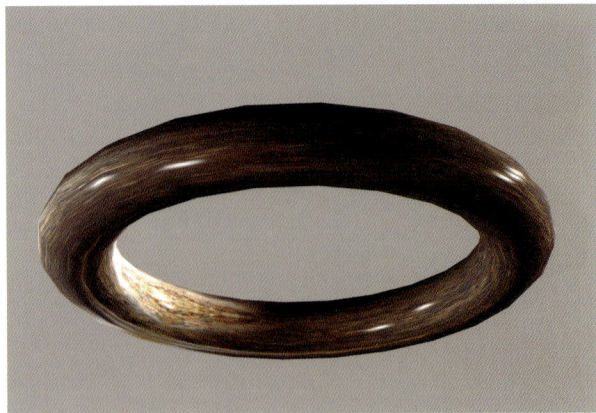

沉香木镯（三维复原色彩图）·当代仿清

压油广南沉香手把件·越南

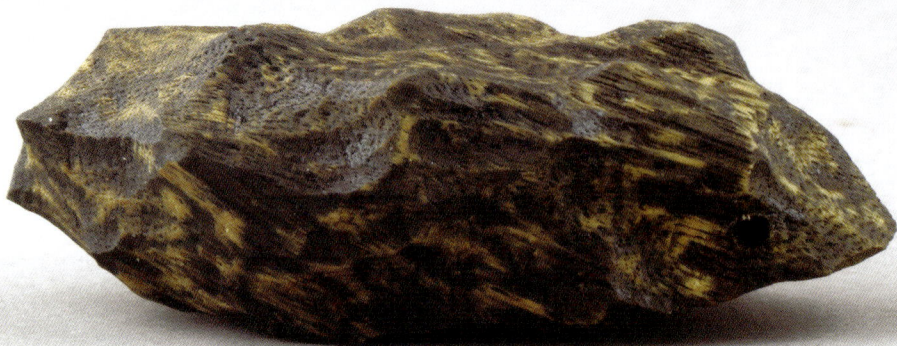

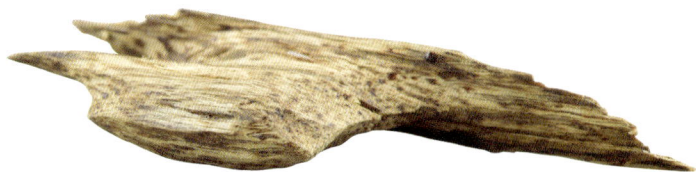

顺化沉香·越南

四、大型商场

大型商场内也是沉香销售的好地方。沉香本身就是比较高端的奢侈品，所以和大商场结合是最恰如其分的。沉香在大商场内的销售方式多样化，有专卖店，也有和金银、珠宝、玉器等放置一起销售的，大型商场已日益成为销售沉香最重要的平台。下面我们具体来看一下表4-4。

表4-4 大型商场沉香品质优劣表

名称	时代	品种	数量	品质	体积	检测	市场
沉香	高古						大型商场
	当代	较多	较多	优良	小器为主	有／无	

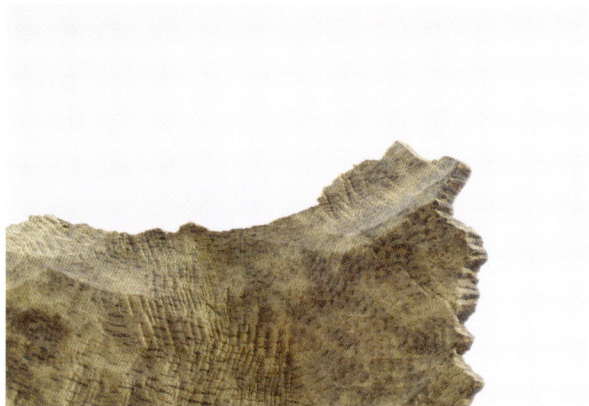

野生沉香·进口料

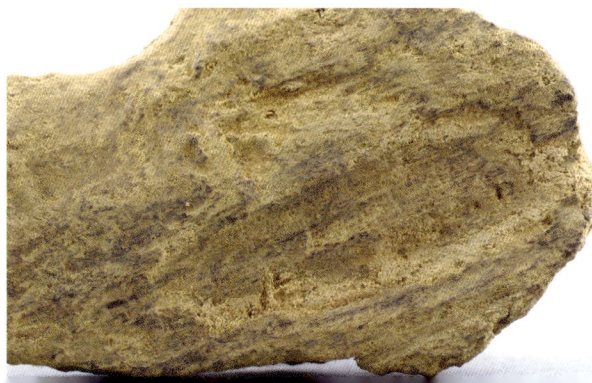

伊利安沉香·印尼

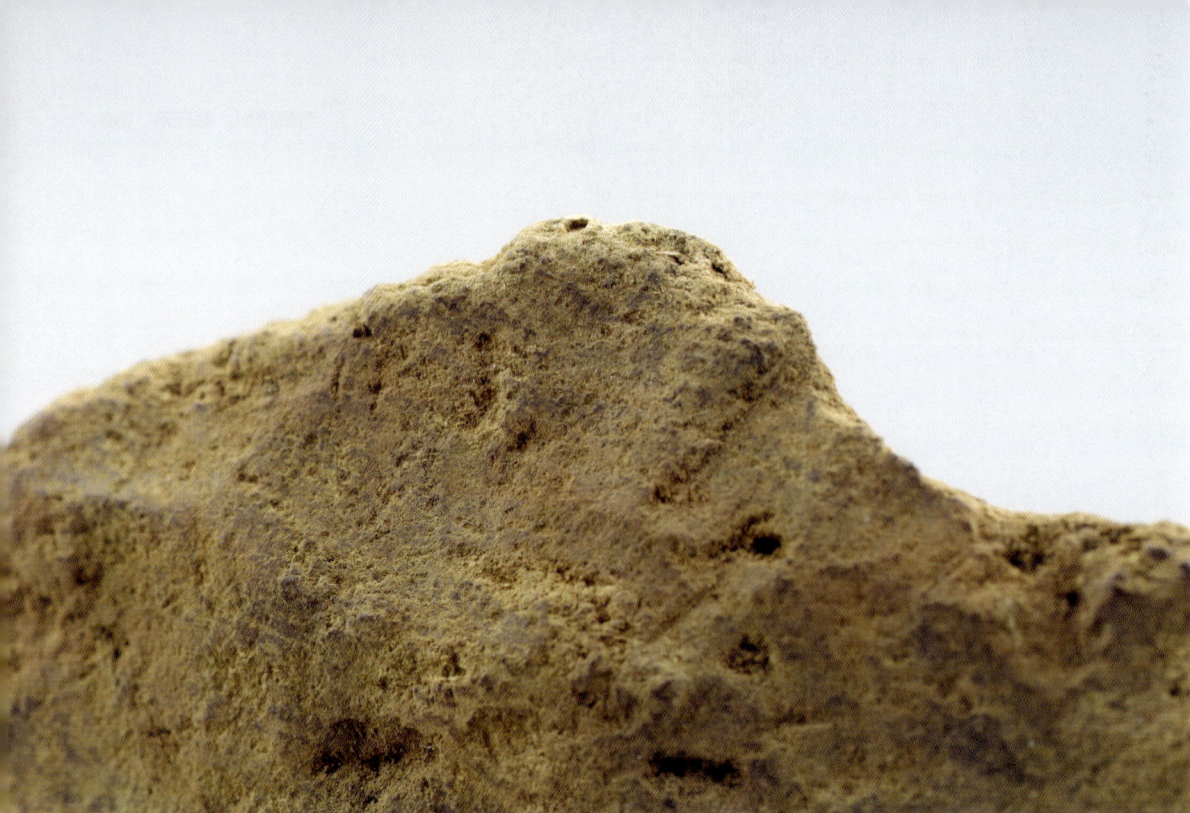

伊利安沉香·印尼

　　由表 4-4 可见，大型商场内的沉香销售主要以当代沉香为主，偶见有明清、民国时期沉香销售，但数量很少，几乎可以忽略不计。真伪也需要文物专家辨别。大型商场内的货品总量较多，但对于每一家来讲并不一定多。器物主要以串珠为主，项链、佛珠、手串等为多见，专卖店可能多一些。在品质上，基本上以优质沉香为主，当然价格也不菲，几千、几万的情况都很正常。从真伪上看，有的商场检测做得比较细，会出示一下林业或者是药品检测研究机构的证书，但大多数没有。所以，真伪优劣基本上还是靠自己辨识。在销售方式上，基本上都是以克论价，称重销售。当然也有论件销售的情况，不过算下来基本上价格相当，并不存在哪一种销售方式好的情况。

顺化沉香·越南

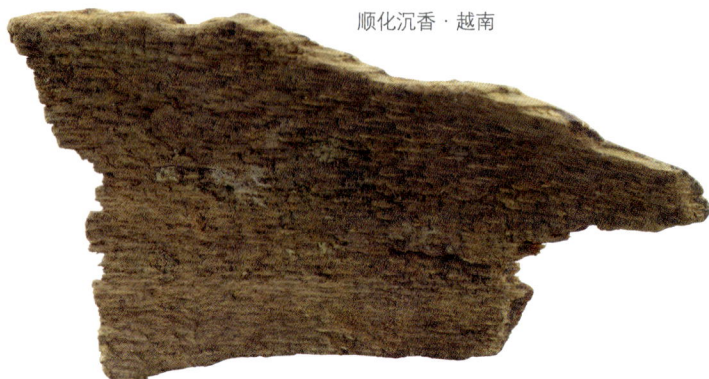

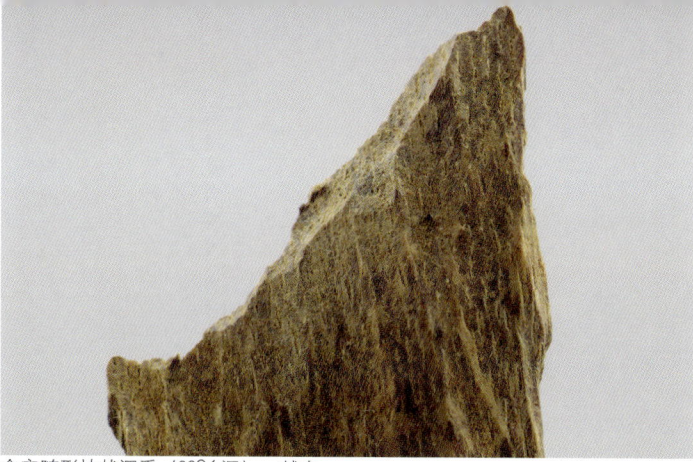

会安随形块状沉香（90％沉）·越南

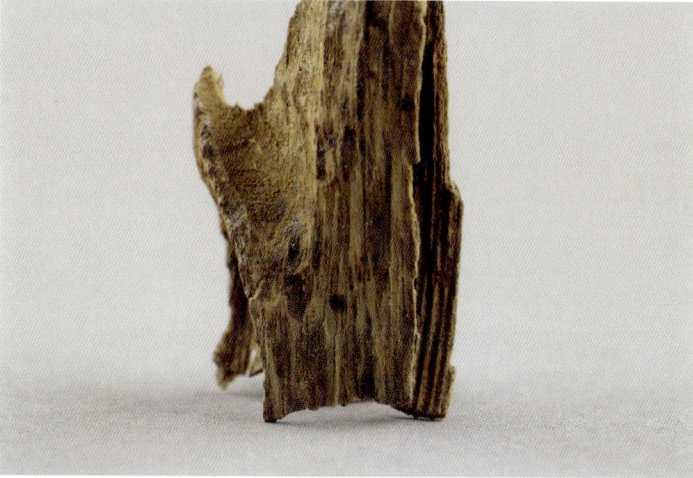

会安随形盔帽状沉香（90％沉）·越南

顺化沉香镯（三维复原色彩图）·越南

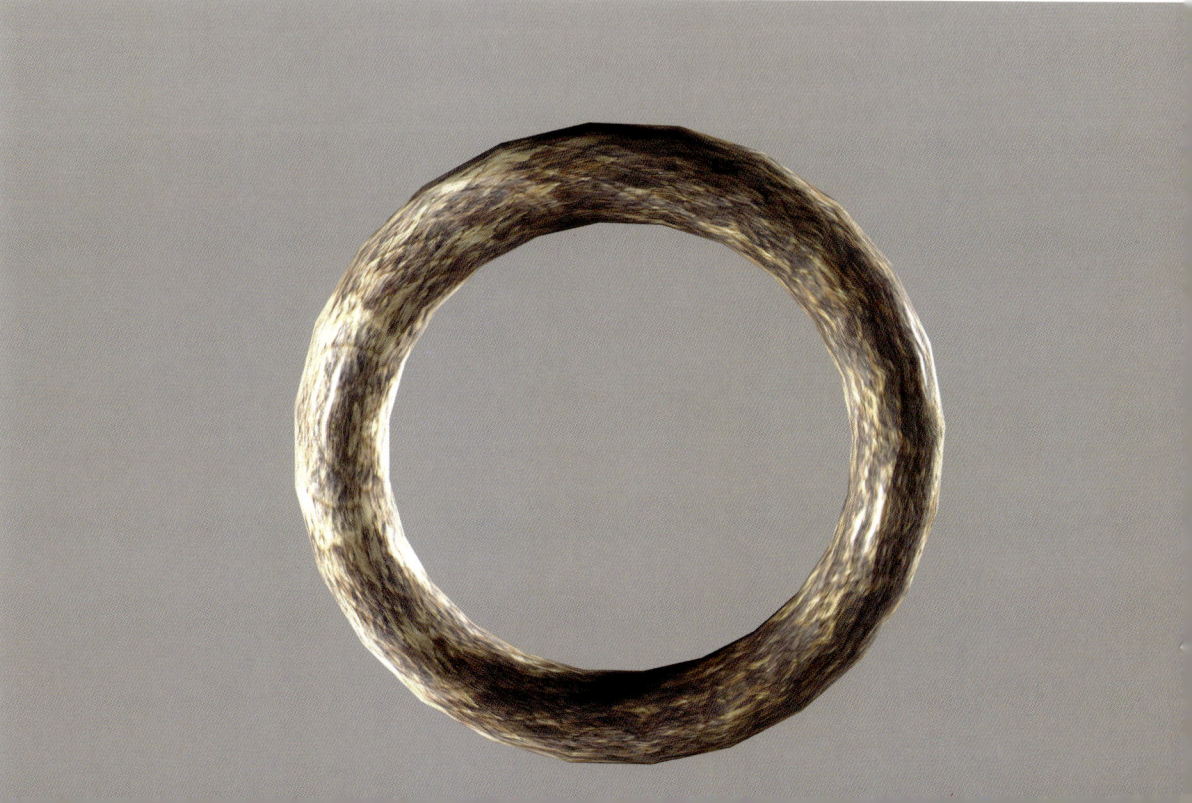

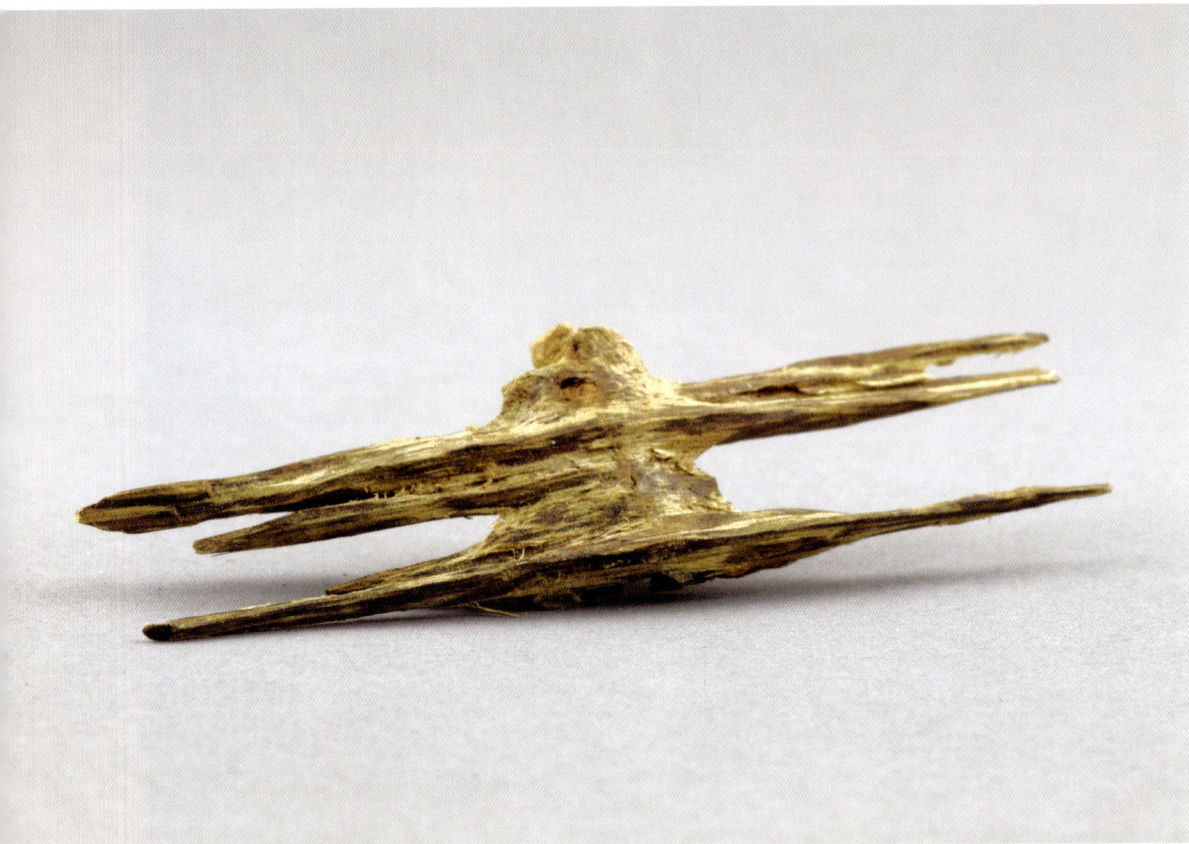

顺化沉香·越南

五、大型展会

大型展会，如珠宝订货会、工艺品展会、文博会等成为沉香销售的新市场。下面我们具体来看一下表 4-5。

表 4-5 大型展会沉香品质优劣表

名称	时代	品种	数量	品质	体积	检测	市场
沉香	高古						大型展会
	明清	稀少	少见	优／普	小器为主	通常无	
	民国	稀少	少见	优／普	小器为主	通常无	
	当代	较多	较多	优／普	大小兼备	通常无	

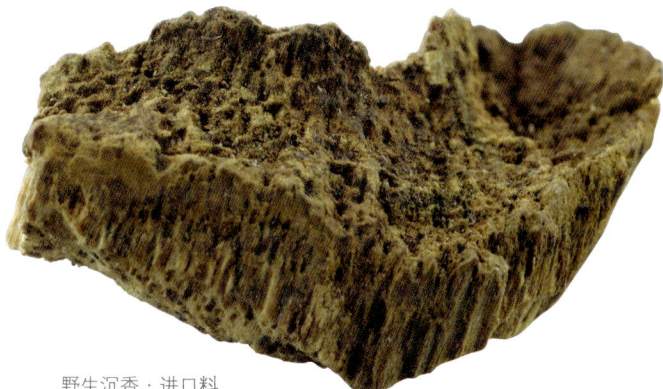

野生沉香·进口料

由表 4-5 可见，大型展会上主要以当代沉香为主。这些沉香中包括了进口和国产沉香，一些国外的展商也是跟着展会转，展会的影响力不容忽视。展会上的沉香，在品质上不乏优良者，但更多是普通的产品。在价格上可以砍价，砍价的幅度往往与购买量挂钩。如果是批发，价格会相当便宜；如果是买一件，可能价格很难谈下来。

顺化沉香执壶（三维复原色彩图）·越南

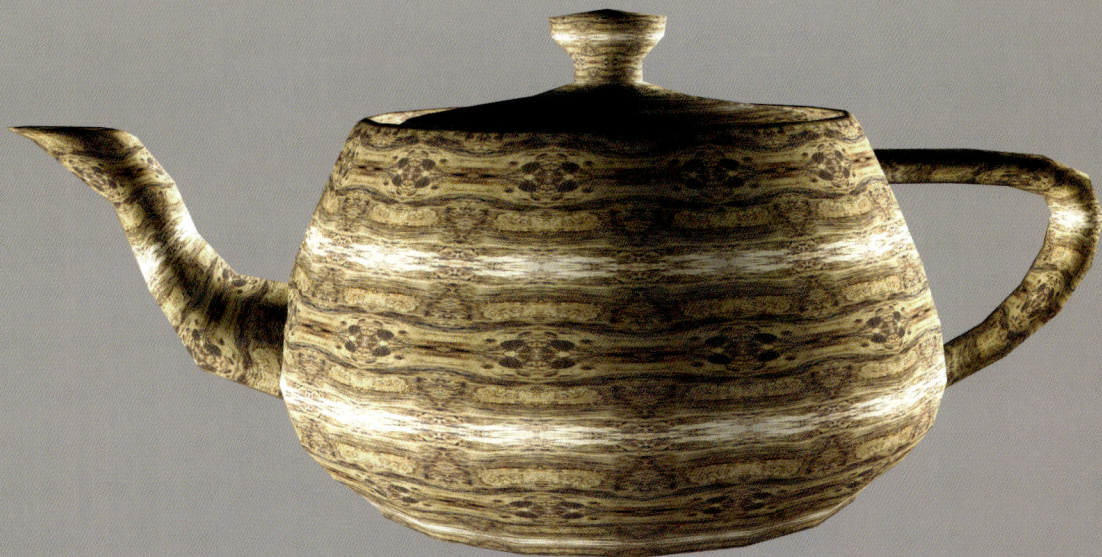

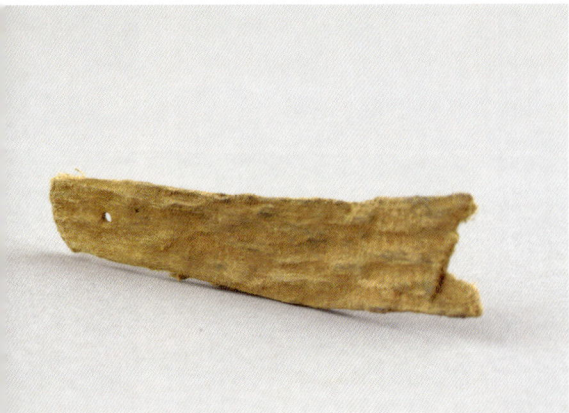

伊利安沉香·印尼

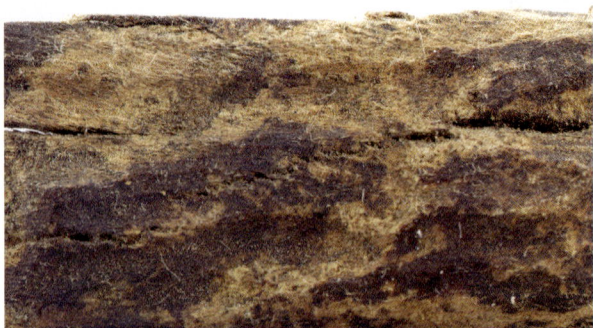

加里曼丹沉香·印尼

从真伪上看，无论国内和国外展商的沉香都要仔细观察，慎重购买。因为真伪真的是很难辨，沉香的作伪已经达到了一个很高水平。如展会上的越南展商最多，但他们的产品并不一定都是真货，从量上就可以看出，那么大的量，琳琅满目，一个摊位的沉香量就够得上一年越南的优质沉香总产量，试想一下其中肯定有不少假货。实际上，越南最好的沉香有，但是假货也是出名的。在越南的一些地方，专门进行假货的生产、高仿，而这些假货销售的最大目的地就是中国。其实不仅是越南，其他国家的假货也是非常多。因此，我们在大型展会上购买沉香时千万莫冲动，最好是请专家看过之后再购买。

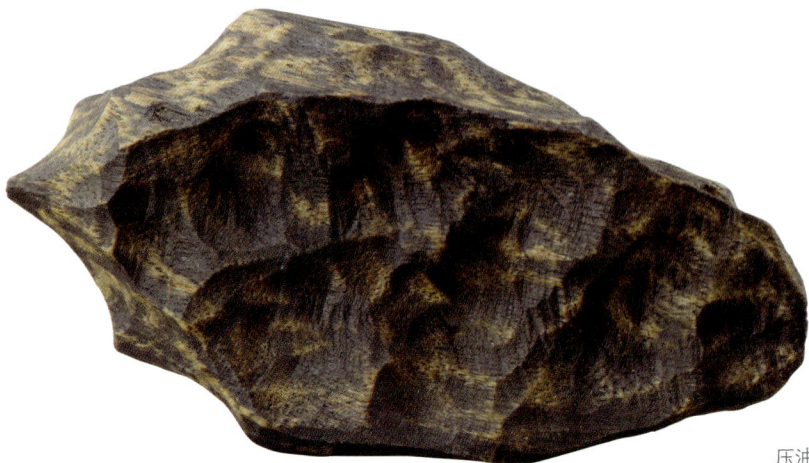

压油广南沉香手把件·越南

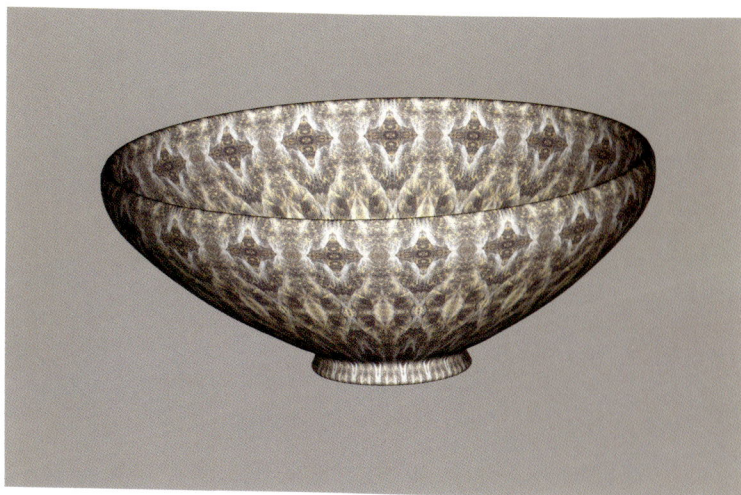

压油广南沉香碗（三维复原色彩图）·越南

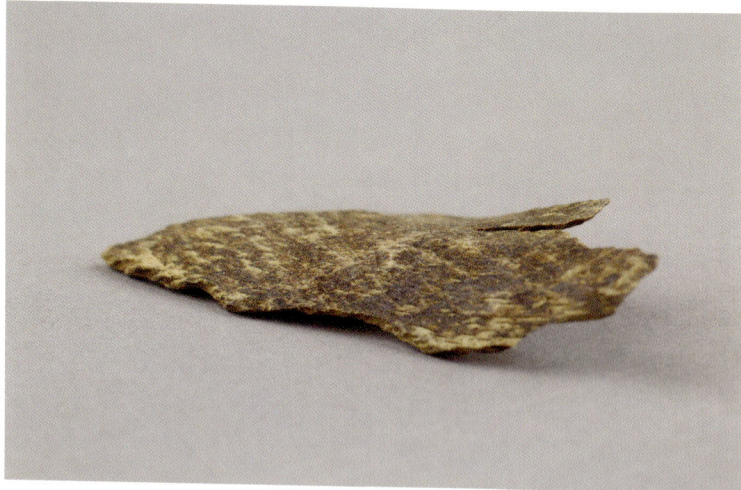

顺化沉香·越南

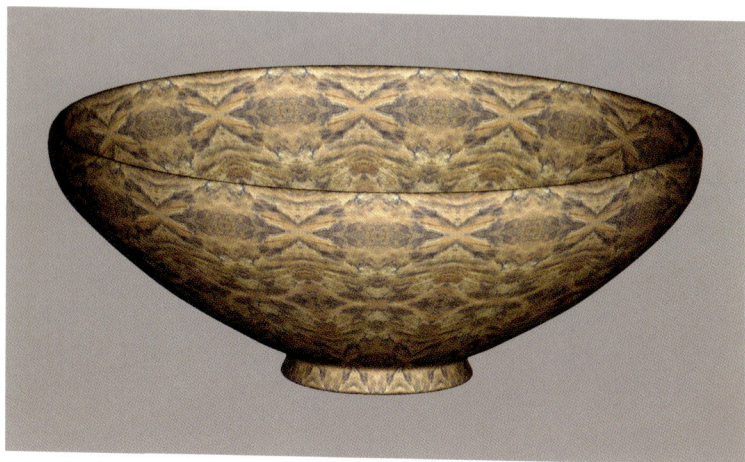

伊利安沉香碗（三维复原色彩图）·印尼

野生沉香·进口料

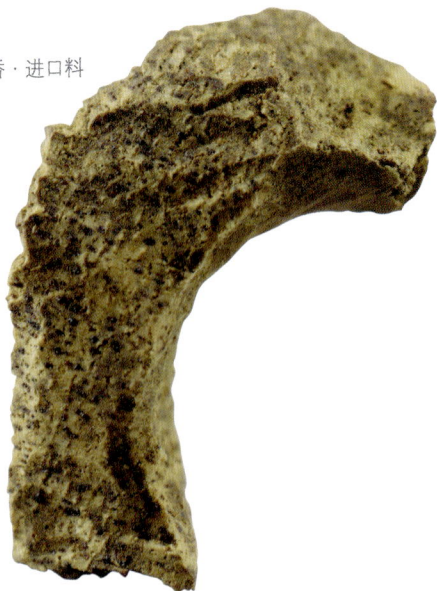

六、网上淘宝

网上购物近些年来成为时尚，同样网上也可以购买沉香。上网搜索会出现许多销售沉香的网站，下面我们通过表4-6来具体看一下。

表4-6 网络市场沉香品质优劣表

名称	时代	品种	数量	品质	体积	检测	市场
沉香	高古						网络市场
	明清	稀少	少见	优／普／劣	小器为主	通常无	
	民国	稀少	少见	优／普／劣	小器为主	通常无	
	当代	较多	较多	优／普／劣	大小兼备	有／无	

伊利安沉香·印尼

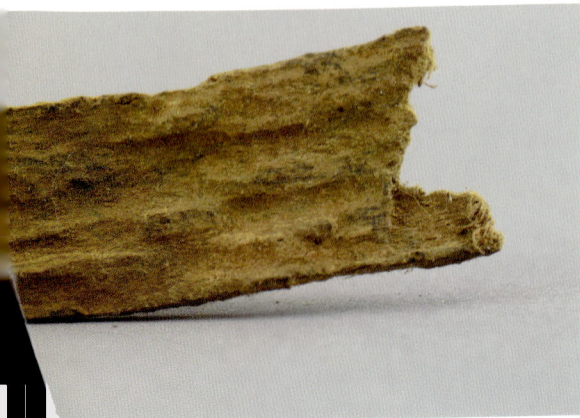

芽庄沉香随形盉状摆件·越南

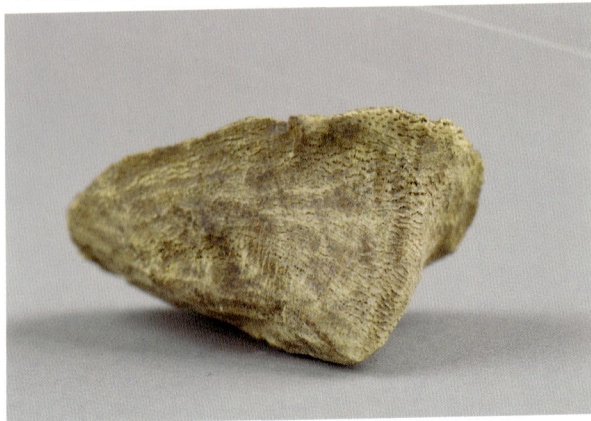

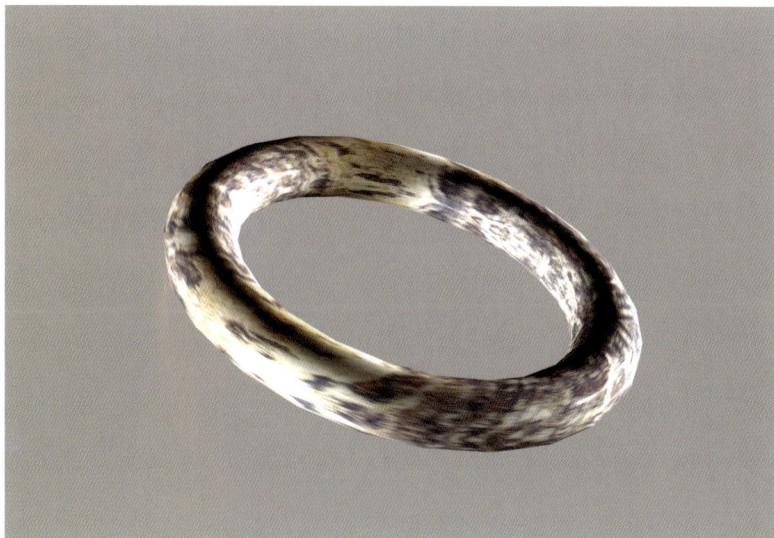

芽庄沉香镯（三维复原色彩图）·越南

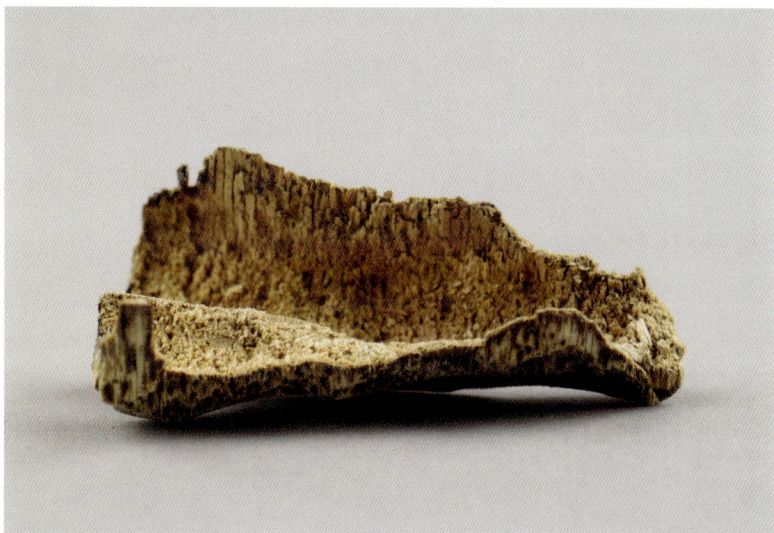

芽庄沉香随形摆件·越南

　　由表 4-6 可见，网上购买沉香虽然非常便利，轻按鼠标，可能沉香次日就邮寄到我们身边。在品种上各种都有，品质优良、普通、粗略者都有见，可以选择的余地也是比较大。但也有弊端，就是只能看照片，不能接触实物，更谈不上香韵，在真伪上也经常闹纠纷。有的时候我们不妨将网上查找到的沉香作为一条线索，之后到实体店去买，或者是选择较大型的网站，这样不至于买到特别不靠谱的产品。

七、药 店

药店是传统卖沉香的地方。沉香本是治病的良药，但是药店内的沉香在品质上差别比较大，下面我们通过表4-7来看一下。

表4-7 药沉品质优劣表

名称	时代	品种	数量	品质	体积	检测	市场
沉香	高古						药店
	当代	较少	较多	优／普	大小兼备	通常无	

由表4-7可见，药沉在品种上是比较少的，主要以中药饮片、药粉、原料为主。药店中多为人工沉香，野生沉香数量很少。当然价格差别也比较大，从几元钱到几十元的多是人工沉香；野生沉香的价格可以达到几百元。药店中的沉香主要是作为中药来使用，熏香的情况也有见。数量是比较多，基本上每个中药铺都有见，在药材批发市场上可以看到是琳琅满目，到处都是。从大小上看，也是大小不一，小的野生的沉香饮片只有指甲盖那么大，而大的人工沉香像树干一样，有一人多高的情况很常见。药沉的含油量很低，收藏的价值不大。

人工沉香·国产料

人工沉香·国产料

人工沉香·国产料

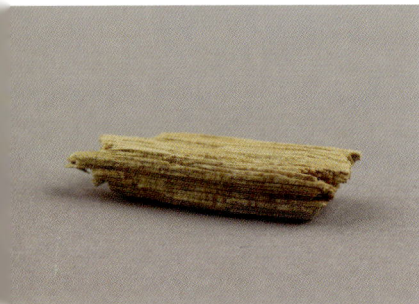

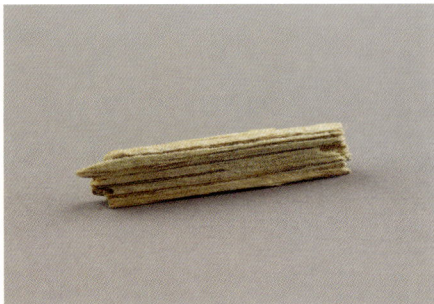

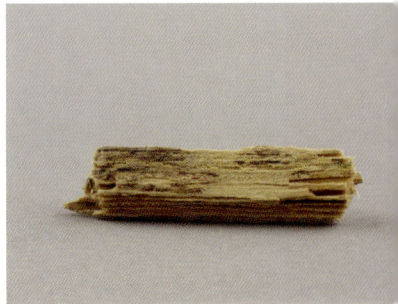

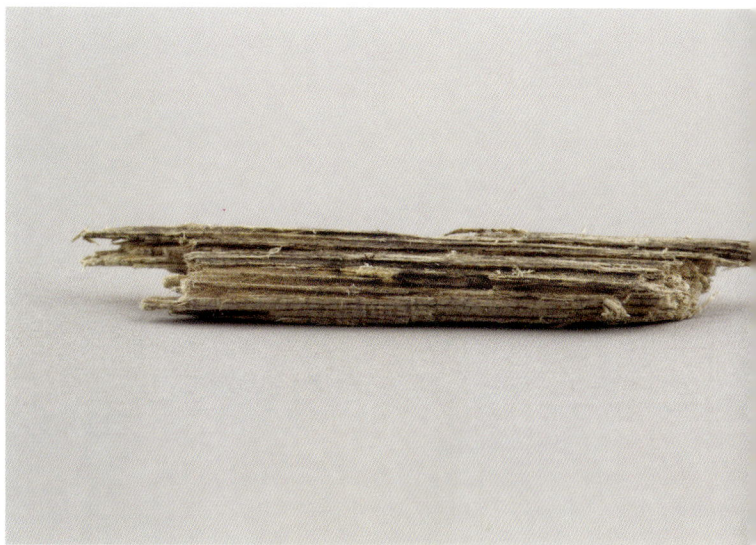

人工沉香·国产料

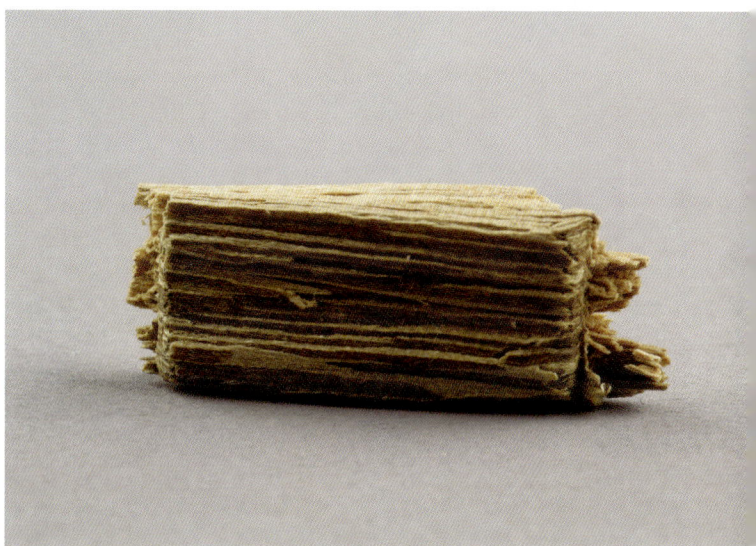

人工沉香·国产料

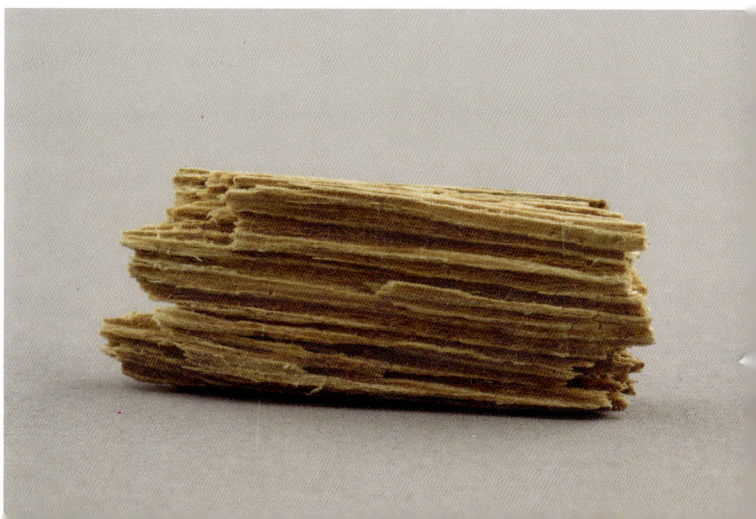

人工沉香·国产料

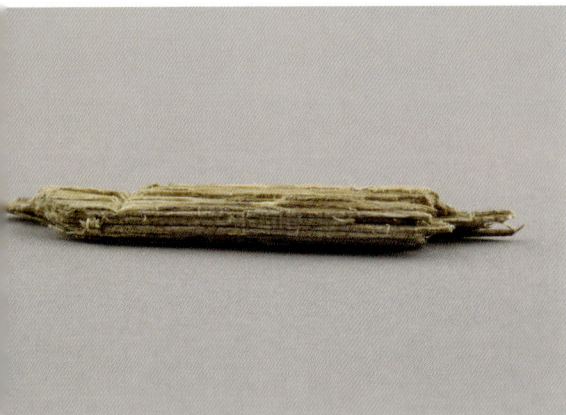

人工沉香·国产料

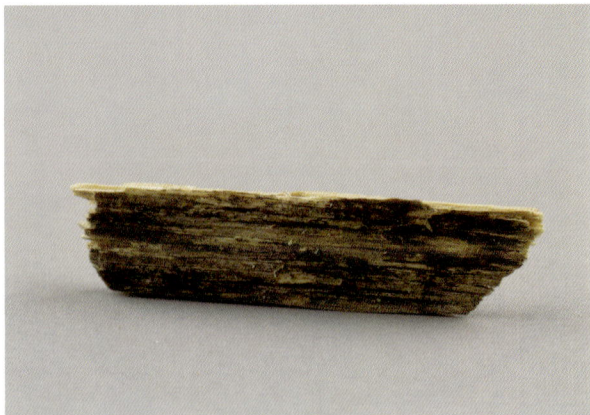

人工沉香·国产料

八、拍卖行

沉香在拍卖场上也是常见。20 世纪末至 21 世纪初，中国的艺术品拍卖业如雨后春笋般地发展，像北京的瀚海、保利、嘉德等公司，各省基本上都建立了自己艺术品拍卖行。近些年来沉香不断出现在不同的拍卖场，取得了很好的成绩，成为中国拍卖业的重要产品。具体我们来看下表 4-8。

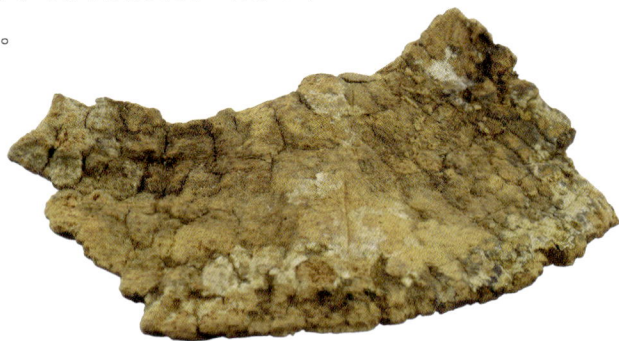

野生沉香·进口料

表 4-8 拍卖行沉香品质优劣表

名称	时代	品种	数量	品质	体积	检测	市场
沉香	高古	极少	极少	优／普	小	无	拍卖行
	明清	稀少	少见	优良	小器为主	通常无	
	民国	稀少	少见	优良	小器为主	通常无	
	当代	较多	较多	优良	小器为主	通常无	

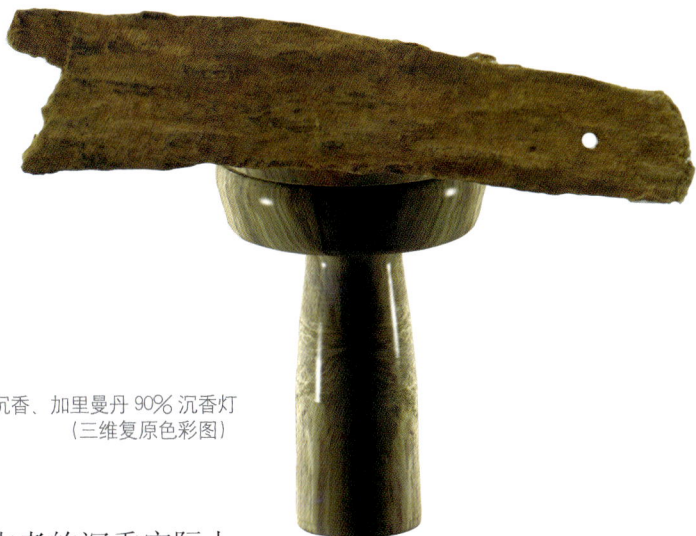

伊利安沉香、加里曼丹 90% 沉香灯
（三维复原色彩图）

由表 4-8 可见，过于古老的沉香实际上在拍卖行也很少见到，但拍卖行内明清沉香数量比较集中，民国和当代的沉香也是比较常见。对于沉香的鉴定来讲，目前还没有一个专业的机构可以对沉香进行像和田玉那样的国检，都是化验一些成分，从木材的角度或者是药材的角度，还需要探索。而拍卖行只起到一个中介的作用，它对沉香的真伪并不负责，完全由竞买者自己来判断。另外，拍卖行的沉香一般在品质上多是优良的，但器物造型多是以小器为主，大件数量很少，反应沉香在材质上的稀有性。总之，拍卖行在沉香的拍卖上主要限于高端产品，低端产品鲜见。

顺化沉香·越南

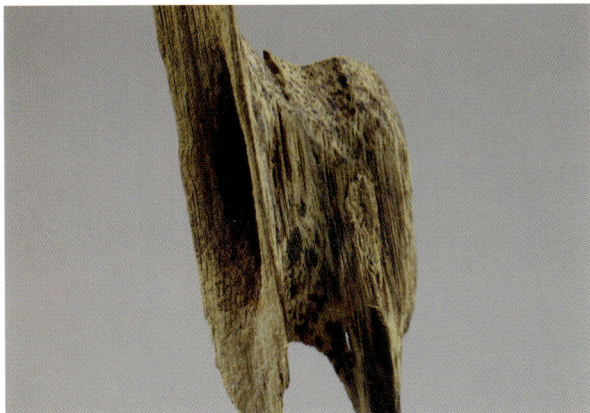

人工沉香·国产料

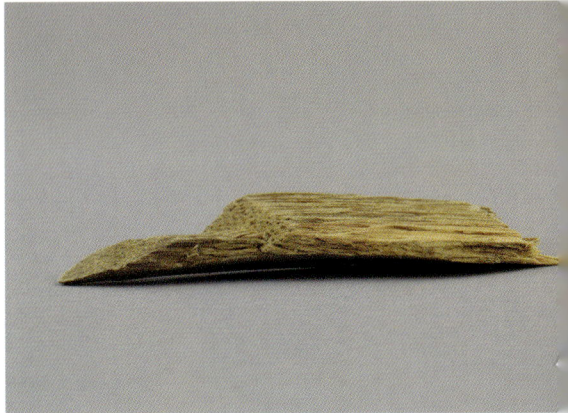

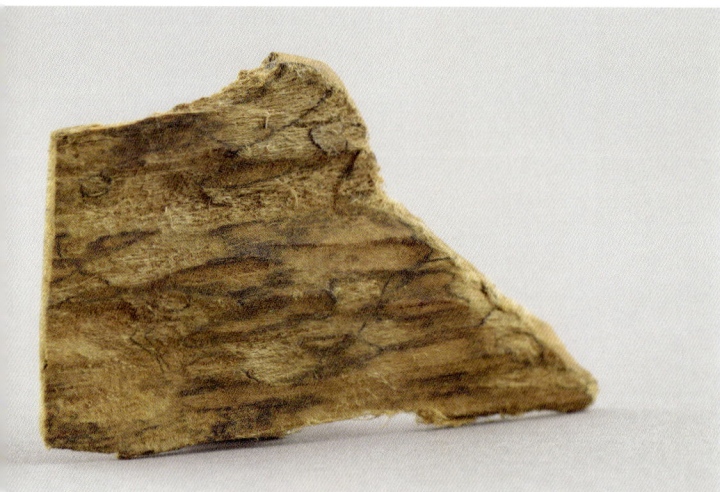

伊利安沉香·印尼

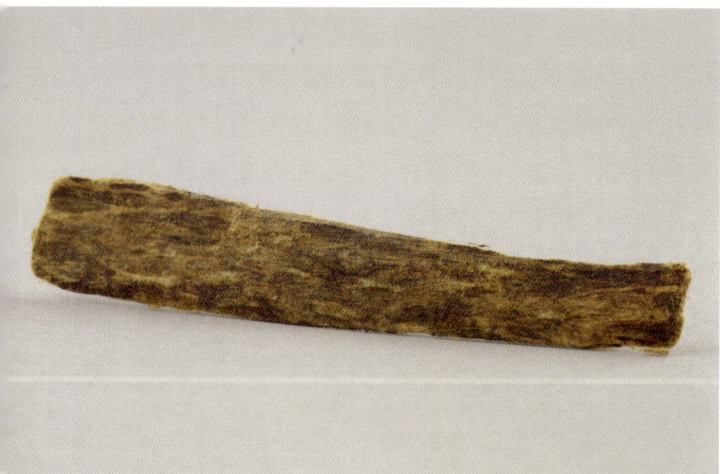

加里曼丹沉香·印尼

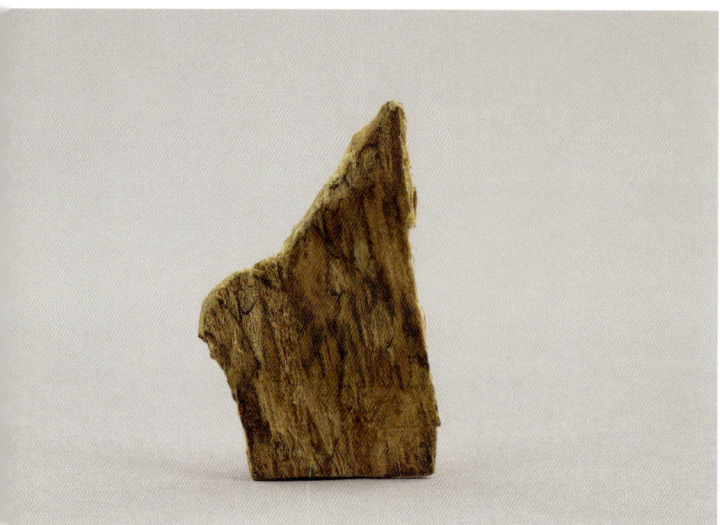

伊利安沉香·印尼

九、典当行

典当行也是购买沉香的好去处。典当行的特点是对来货把关比较严格，一般都是死当的沉香作品才会被用来销售。具体我们来看下表4-9。

表4-9 典当行沉香品质优劣表

名称	时代	品种	数量	品质	体积	检测	市场
沉香	高古						典当行
	明清	稀少	少见	优良	小器为主	通常无	
	民国	稀少	少见	优良	小器为主	通常无	
	当代	有见	有见	优良	小器为主	通常无	

由表4-9可见，典当行经过了内部专业的流程，假货的可能性比较小。其次，典当行的优势是价格比较低。因为一般典当的价格是市场价的一半，甚至更低一些，所以在二次进行销售的时候，价格上也略有些优势。但其来源不是进货，而是死当，导致了其品种的不可预测性，这是典当行的不足之处。

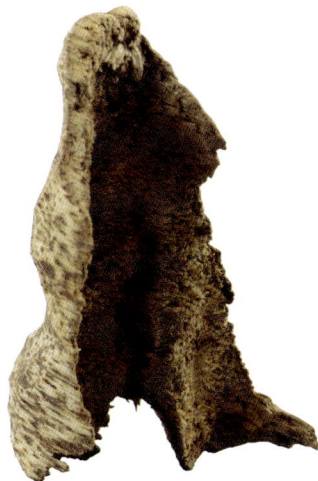

芽庄沉香随形摆件·越南

第二节 评价格

一、市场参考价

沉香在价格上升值很快，二十年前百元一克的沉香，今天需要上万元，在数年内翻了几番。近十年来，沉香的价格进入快速上升期，好的沉香在价格上几乎是隔几个月就要调整一次，资源奇缺，且主要依靠进口，其保值和升值的功能很强。下面我们就来具体看一下。

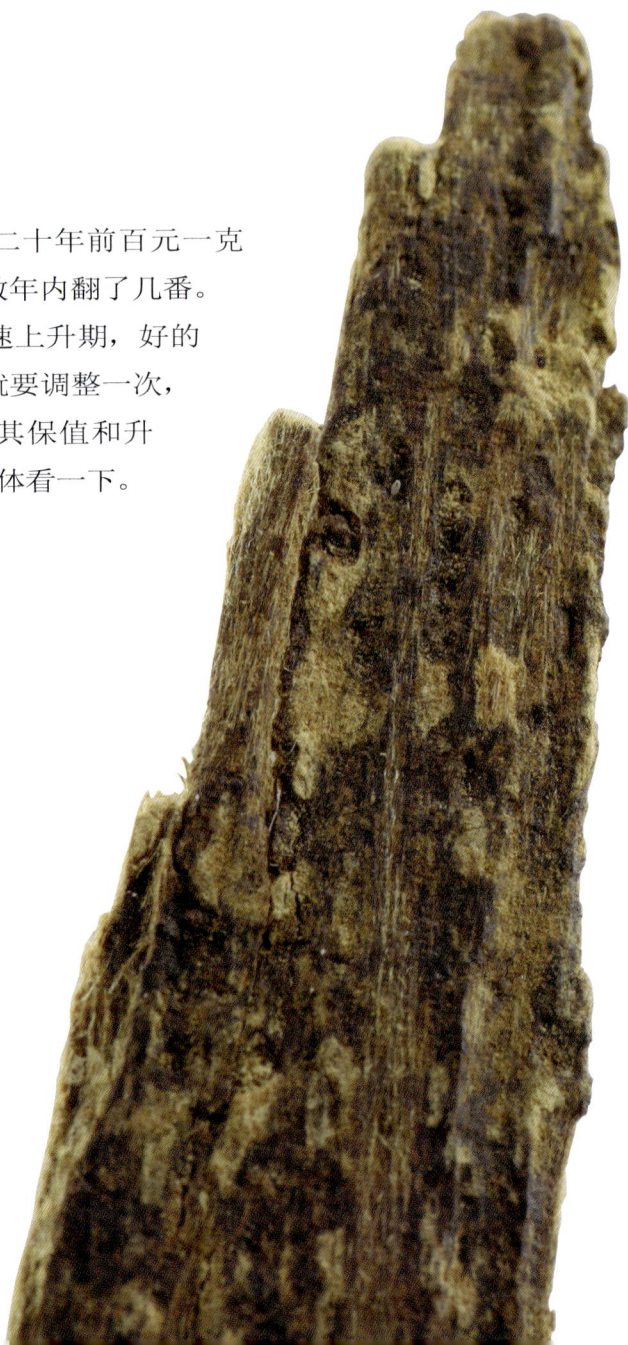

加里曼丹沉香·印尼

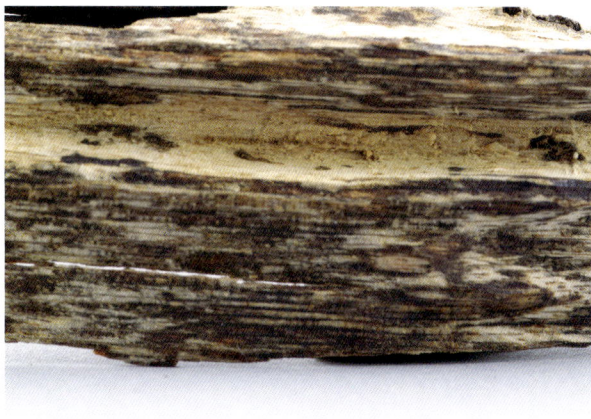

芽庄沉香随形摆件·越南

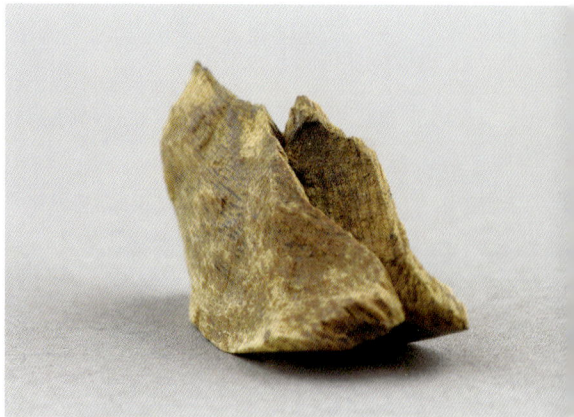

会安随形盔帽状沉香（90％沉）·越南

（1）古代沉香。古代沉香以明清时期为主，特别是清代为多见，是沉香价格上的高地，这与其具有文物的价值有关。古代沉香的器物和造型比较多，如多宝串、香插、朝珠、念珠、把件、随形山子、花插、笔架、镇纸、臂搁、沉香扇、手串、腰带、蝉、灵芝、蝙蝠、八仙等都常见，其价格非常之高。从计价上看，古代沉香计价方式以单件为主，加价的原则是历史研究价值、艺术价值之和，一件沉香几万甚至几十万的情况很常见，但依然是一香难求。原因是古代沉香的数量过于少所导致，当然古代沉香的品质上可能有的没有当代优良，但古董的价值往往抵消了其在品质上的不足，其价格依然处在相当高的位置。我们在参考其市场价格时应注意分辨，从目前的市场参考价来看，古代沉香的市场价格一直是在上升。

（2）当代精品。从进口沉香上看，当代沉香在品质上比古代沉香更有优势，主要以大量进口料为显著特征。如越南沉香、印度尼西亚沉香、柬埔寨沉香等都有很多，像芽庄沉香、顺化沉香、会安沉香、伊利安沉香、加里曼丹沉香等名称国人基本上都是耳熟能详，品质极高，在价格上也是不断上扬。

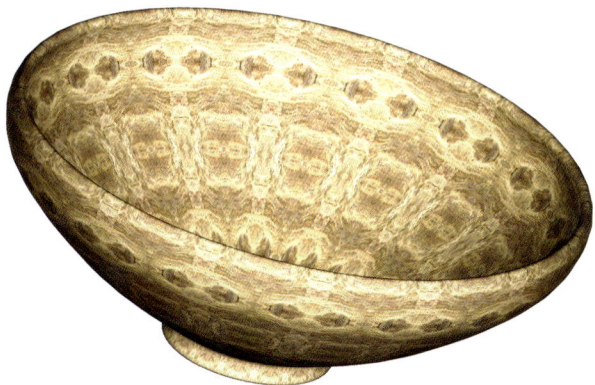

加里曼丹90％沉香碗（三维复原色彩图）印尼

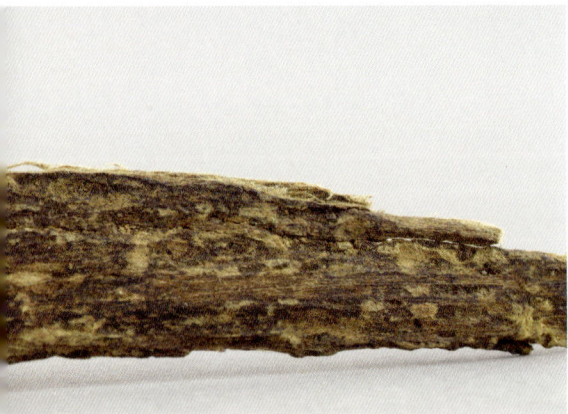

加里曼丹沉香·印尼

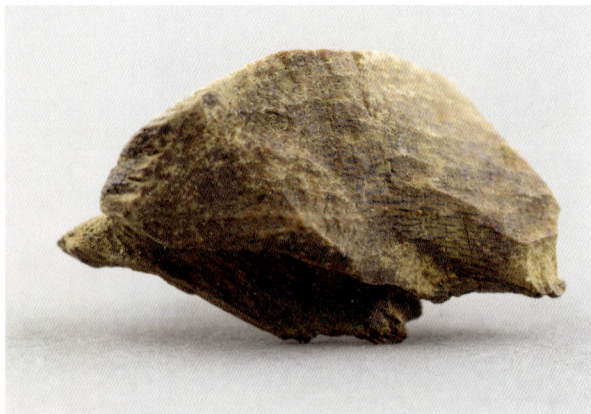

会安随形盔帽状沉香（90% 沉）·越南

从国产沉香上看，我们知道，我国的沉香资源除了海南之外，广东等地有一些，其他地区的品质都不是太高。在国产沉香当中主要也是精品为主，精品的价格特别高，如海南奇楠香等。而普通的黄熟香，特别是人工沉香价格不是很高，保值和升值的功能也不是很好。

从野生沉香上看，野生沉香的价格自然比人工沉香的价格要高许多。但野生沉香基本上也是精品为主，品质差的野生沉香价格也不是很高，其升值的潜力也极为有限。

从油线上看，油线足与否是沉香品质高低的关键，同时也是价格高低的关键。油线足的沉香价格相当高，而油线不足的沉香价格则极低。

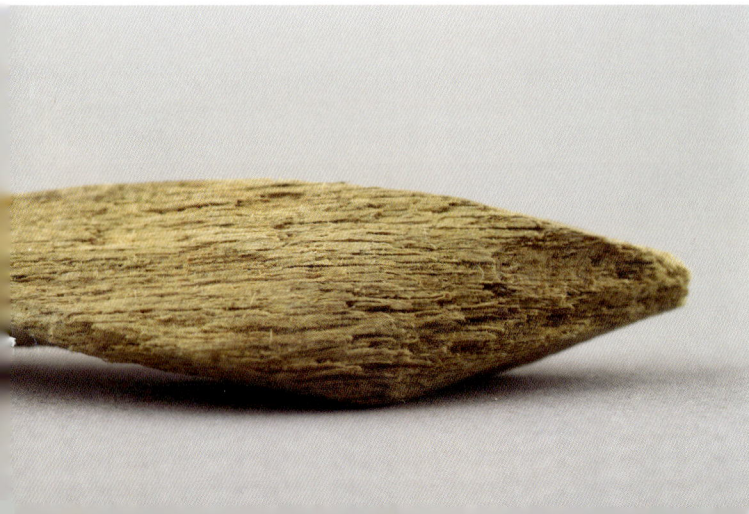

加里曼丹沉香把件·印尼

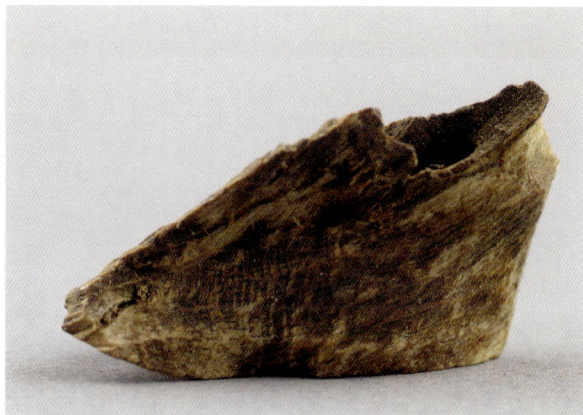

会安随形盔帽状沉香（90% 沉）·越南

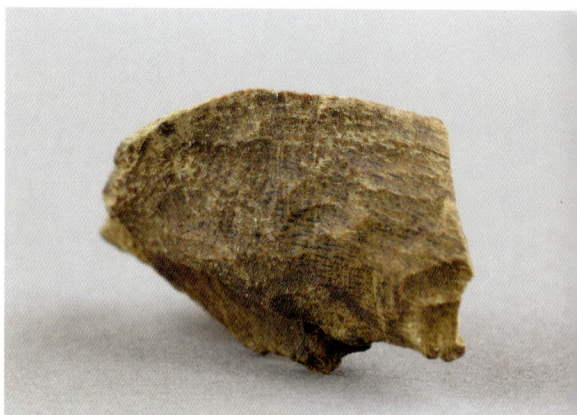

会安随形盔帽状沉香（90% 沉）·越南

　　从品种上看，沉香的种类是影响沉香价格的重要因素，也是沉香精品程度的重要象征，因为品种一般是人们将某种具有共同特征的沉香约定俗成的品类，如奇楠香既意味着精品。当然奇楠香当中也有精致程度之分，但是奇楠香整体上品质都比较高。

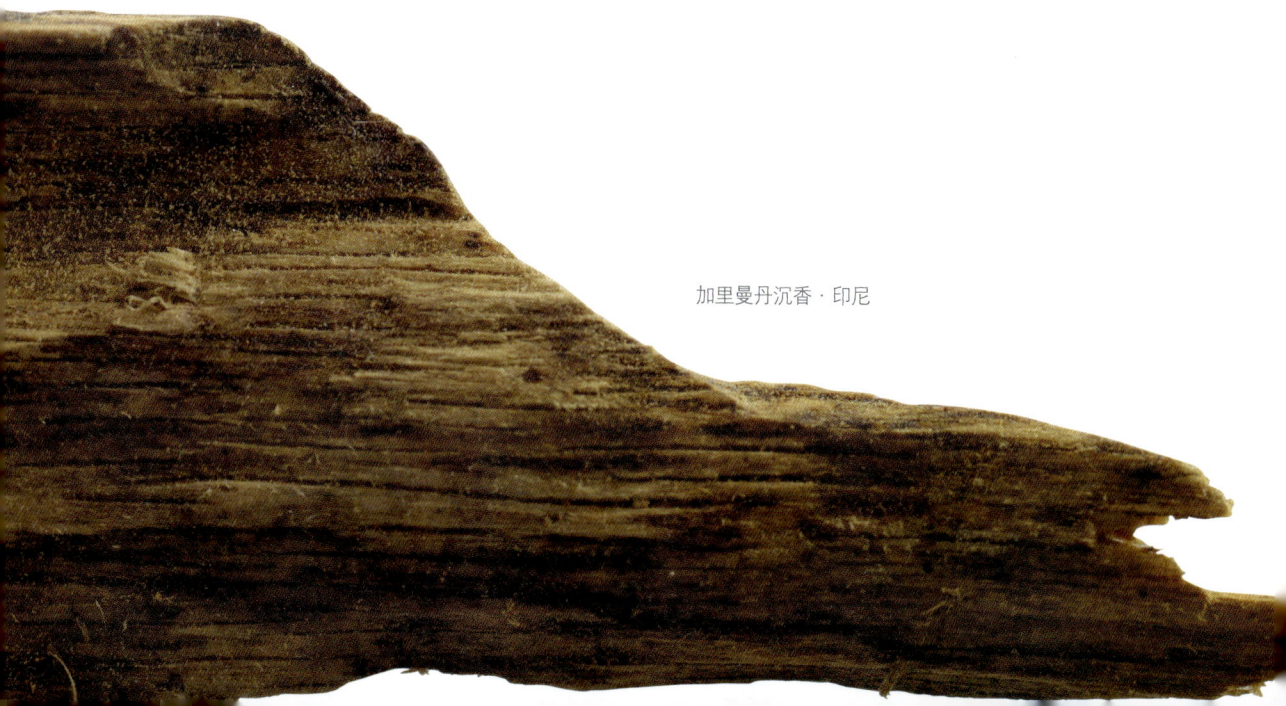

加里曼丹沉香·印尼

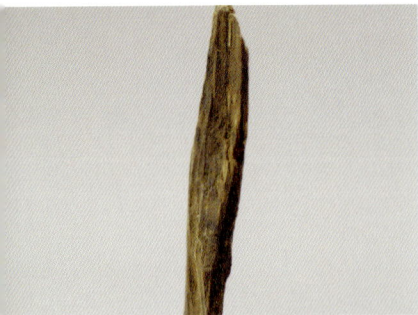

加里曼丹沉香（90％沉）·印尼　　黄龙玉与黄熟香（莞香）　　　　加里曼丹沉香·印尼

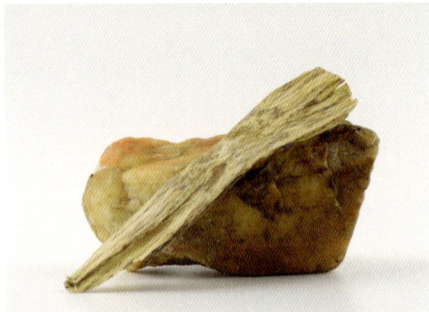

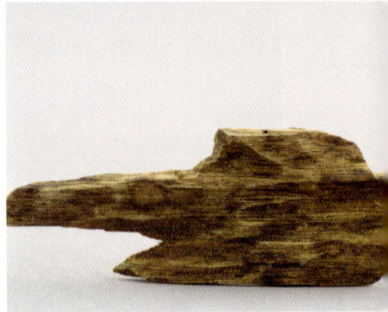

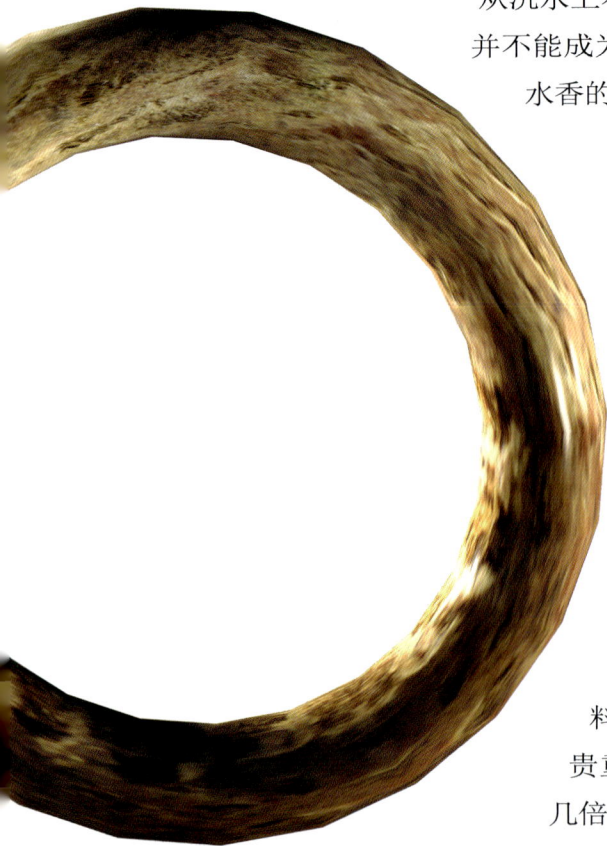

从沉水上看，沉水与否反应了沉香的含油量。但沉水并不能成为沉香优劣的唯一标准，不过在现实当中沉水香的确比半沉、黄熟香等要贵得多。

从体积上看，同品质块头大的沉香比体积小者贵得多。由此可见，以大料为贵重的沉香价格评价体系在市场上自我孕育完成。

从价格上看，影响沉香的价格因素很多，但精致程度是决定沉香价格的重要因素。如药店内的药沉只有几元钱一克，2～6元每克的价钱都有见，芽庄沉香小料20元每克左右、顺化沉香小料18元每克左右、会安沉香小料30元每克左右、伊利安沉香小料30元每克左右、加里曼丹沉香小料20元每克左右、莞香小料20元每克左右。另外，大料的价格会非常贵重，根据品级的不同可能会增加几倍或者十几倍的价格，可见体积对其价格影响之大。

加里曼丹90％沉香镯（三维复原色彩图）·印尼

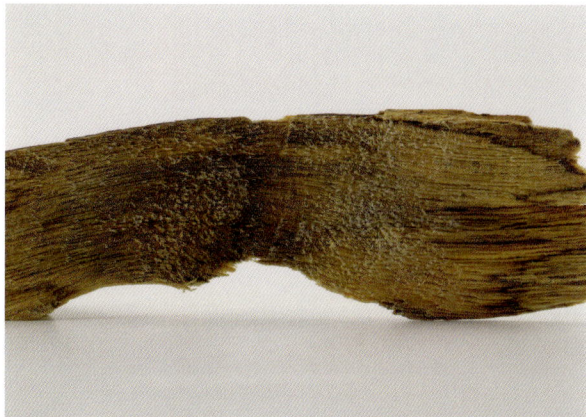

药沉香

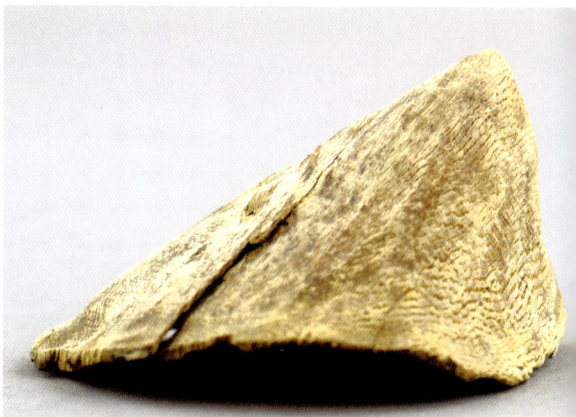

芽庄沉香随形摆件·越南

（3）市场参考价。沉香的参考价格比较复杂，下面让我们来看一下沉香主要的价格。但是，这个价格只是一个参考，因为本书价格是已经抽象过的价格，是研究用的价格，实际上已经隐去了该行业的商业机密，如有雷同，纯属巧合，仅仅是给读者一个参考而已。

清 沉香（盒装）：600万～900万元。	清 沉香花插：9万～16万元。
清 沉香手串：2.2万～80万元。	清 沉香如意：30万～40万元。
清 沉香笔筒：40万～380万元。	清 沉香山子：25万～30万元。
清 沉香挂件：4万～5万元。	清 沉香刘海戏金蟾：9万～16万元。
清 乾隆沉香盒：20万～25万元。	清 沉香摆件：2.2～3.5万元。
清 康熙沉香盂：20万～30万元。	清 沉香朝珠：2万～2.6万元。
清 沉香佛龛：20万～45万元。	民国 沉香木观音像：200万～300万元。
清 沉香笔舔：20万～25万元。	当代 白奇楠沉香随形件：2000万～3000万元。
清 乾隆沉香牌：9万～20万元。	

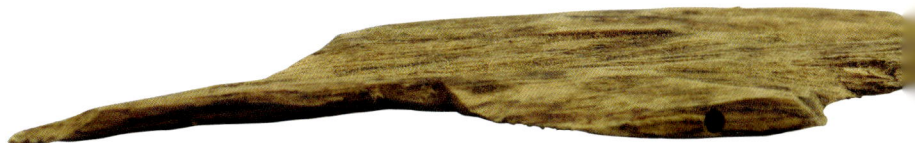

加里曼丹沉香·印尼

二、砍价技巧

砍价是一种技巧，但并不是根本性商业活动，只能起到辅助的作用，而不能将其作为商业活动的根本。砍价就是在确定已经要购买的情况下与对方讨论价格的过程。需要提醒的是，不重视商品的质量，一味地重视砍价是不可取的。只有找出弱点才能砍价，识别优劣在砍价技巧当中就十分重要，因为沉香的价格主要是由其品质所决定，而品质就是优劣。有的时候，沉香品质差别并不大，但是即使有一点点品质差别，对于沉香的价格影响都是巨大的。因此，我们在购买沉香的过程当中如具备识别优劣的能力，必将成为砍价的利器。

从优化上看，识别优化沉香，如压油沉香等，如果能够找到确凿的证据，则会在价格谈判上占尽先机。从精致程度上看，沉香的精致程度是判断沉香价格的标准。如果能够找到商家在精致程度标准上的破绽，显然是沉香砍价的利器，并且会屡试不爽。

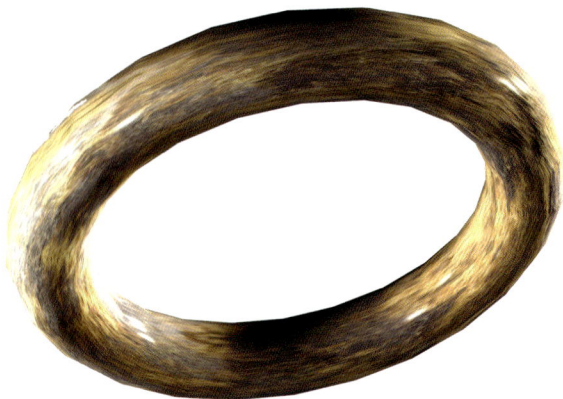

加里曼丹沉香镯（三维复原色彩图）·印尼

芽庄沉香随形摆件·越南

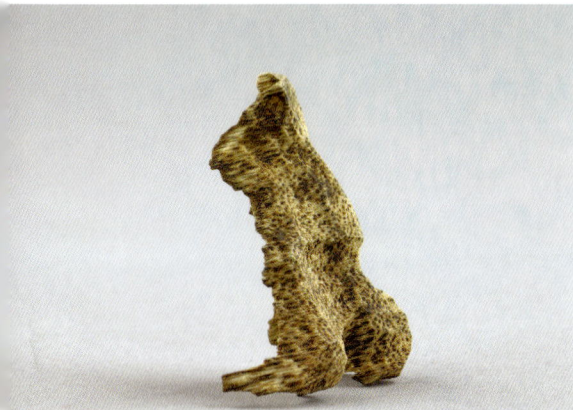

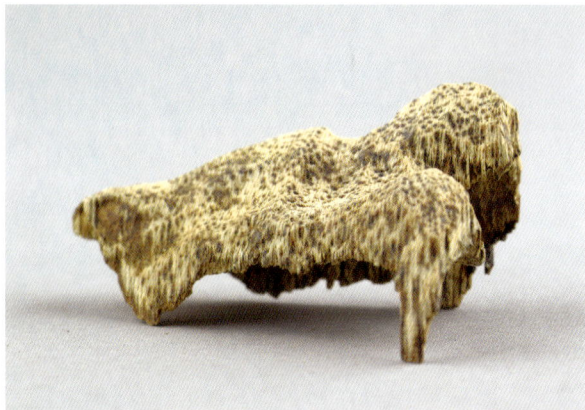

芽庄沉香随形摆件·越南

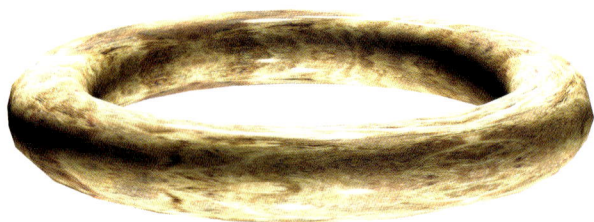

加里曼丹 90% 沉香镯（三维复原色彩图）· 印尼

第三节　懂保养

一、清 洗

从理论上看，沉香并不怕水。在自然界中，沉香沉于水下几百年的时间毫发无损。如"水沉"就是掉入水中，对于"水沉"而言，其实这是其生命的开始，在沼泽内真菌会寄生在沉香木上迅速分解完木质，沉香便诞生了。而且，沼泽缺氧的环境也会比空气中更容易保存沉香。

从生活中看，沉香在人们的生活当中还是比较怕水，因为生活当中的水有时并不纯净。如人们洗手的肥皂水就很有可能对沉香手串造成伤害。

从污染上看，沉香清洗时的污染主要来自于化学物质，如不干净的水，洗澡时的沐浴露、洗发膏等都可能含有对沉香不利的化学物质，会破坏沉香表面的结构，使得沉香失去光泽，或者把油线内的油脂中和掉了。

人工沉香 · 国产料

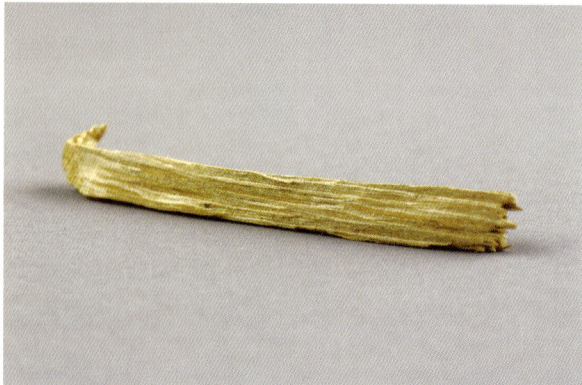

伊利安沉香 · 印尼

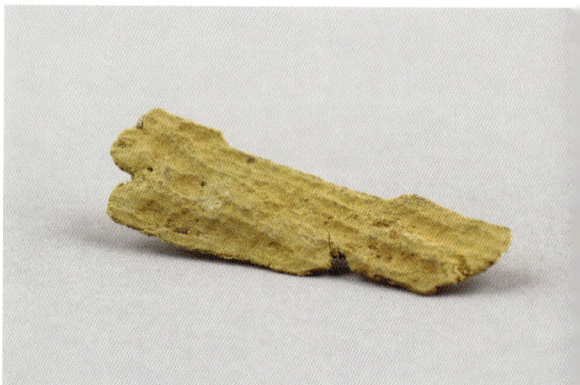

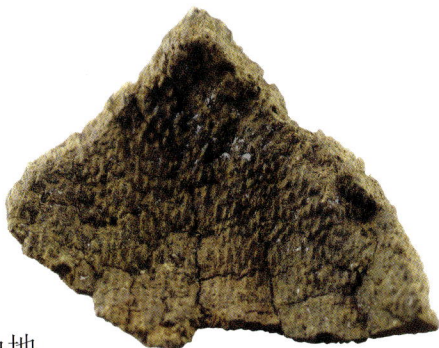

野生沉香·进口料

从佩戴上看，人们在佩戴沉香的过程当中要避免使沉香受到腐蚀刺激，在平时洗漱时要将沉香手串退下来。但是沉香不可避免地需要清洗，如刚刚买回来的沉香，不能像洗菜一样在水龙头上直接冲洗，应该保证绝对的无污染。

二、盘 玩

沉香盘玩易产生包浆，可以使得沉香更加温润，给人以美的享受。一般收藏者通过佩戴沉香，就可以使其质地达到最温润的一面，这就是盘玩，也是人们所说的文盘。历代文人乐此不疲，具其特有的魅力。另外，还有武盘，沉香武盘的方法与文盘刚好相反，武盘就是不停地揉搓，使其很快形成包浆。这种盘磨的方法经常应用于商业，有批量生产包浆之嫌。但沉香的承受力，以及盘磨的方法都有一定的规律，如揉搓过度、用力过猛等都有可能对沉香造成伤害，正常每天三十分钟即可。总之，应用心盘磨沉香，文盘和武盘相结合是比较好的方法。因为盘玩是一个"养性"的过程，体现的是收藏者内心的各种活动，既用心去体会沉香之美，达到心的照应，陶冶情操。

加里曼丹沉香·印尼

人工沉香·国产料

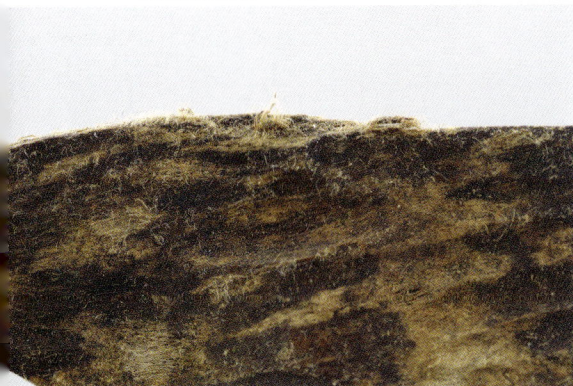

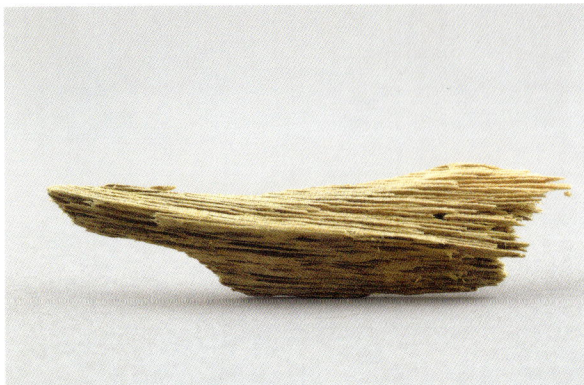

三、禁 忌

沉香把玩过程当中有许多禁忌，防止化学反应是盘玩的重要禁忌之一。如在盘玩的过程当中急于求成，使用一些化学试剂抛光等，这是一种非常危险的现象，可能会对沉香造成伤害。从防止高温上看，沉香并不能在高温中独善其身，如大于 40℃的高温就会对其造成伤害，沉香油的挥发就会加快。从防止暴晒上看，沉香最忌讳暴晒，在太阳下暴晒会使沉香开裂，品质降低等。但正常佩戴，一般的光照不会对沉香的品质造成影响。因此沉香在盘玩时应注意防止污染，如指甲油、肥皂水、强酸等都不能接触沉香。同时，在不佩戴时应注意密封保养。

伊利安沉香碗〔三维复原色彩图〕·印尼

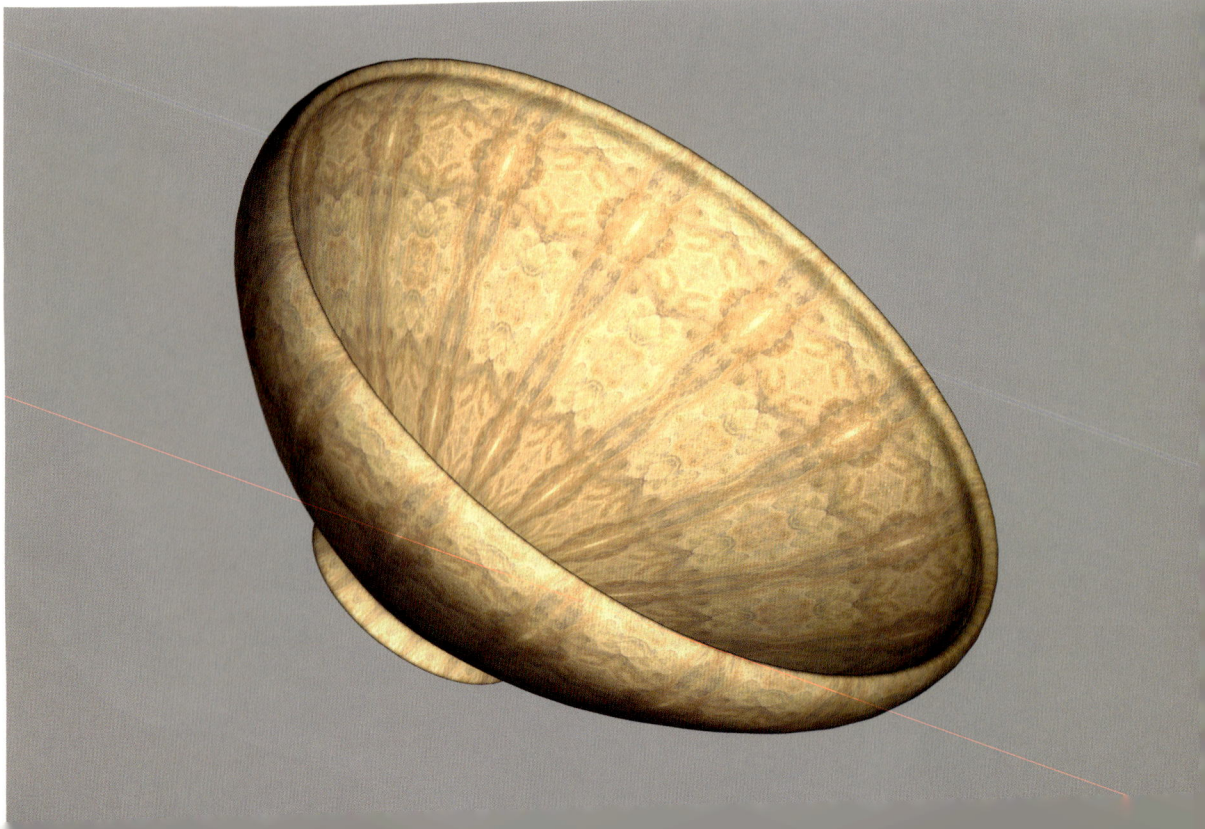

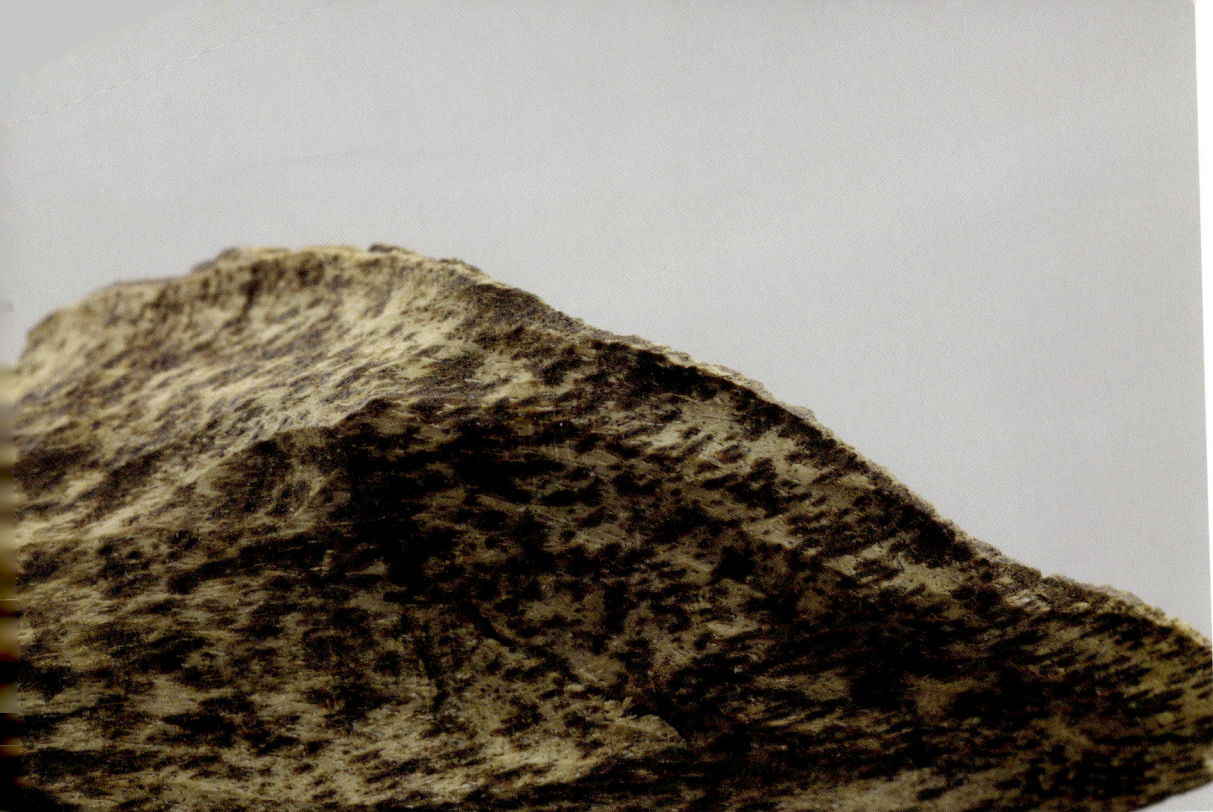

顺化沉香·越南

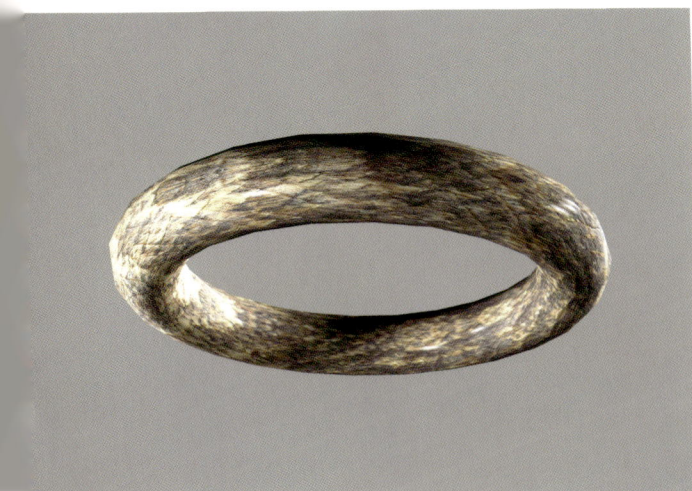

顺化沉香镯（三维复原色彩图）·越南

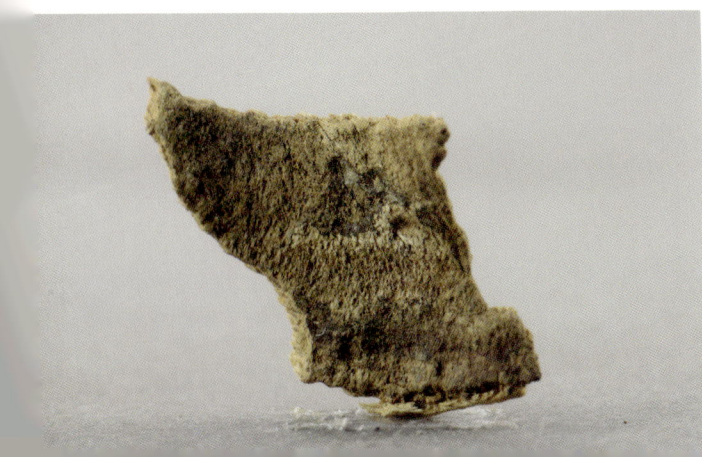

野生沉香·进口料

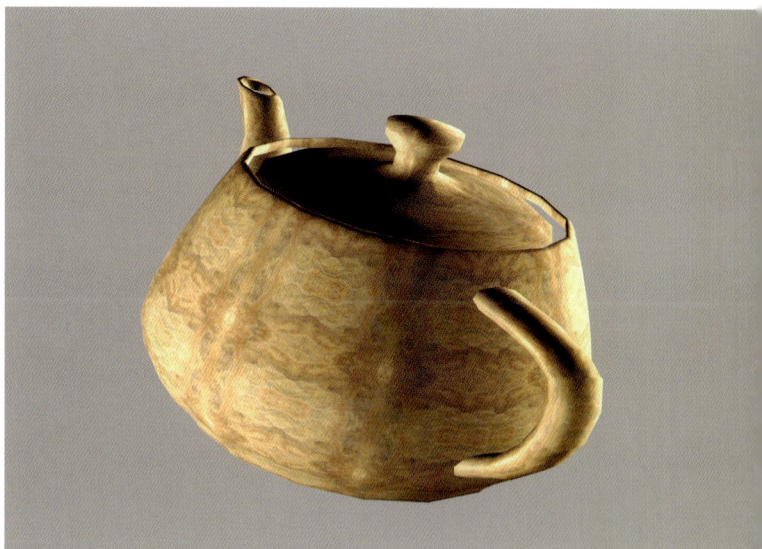

伊利安沉香执壶（三维复原色彩图）·印尼

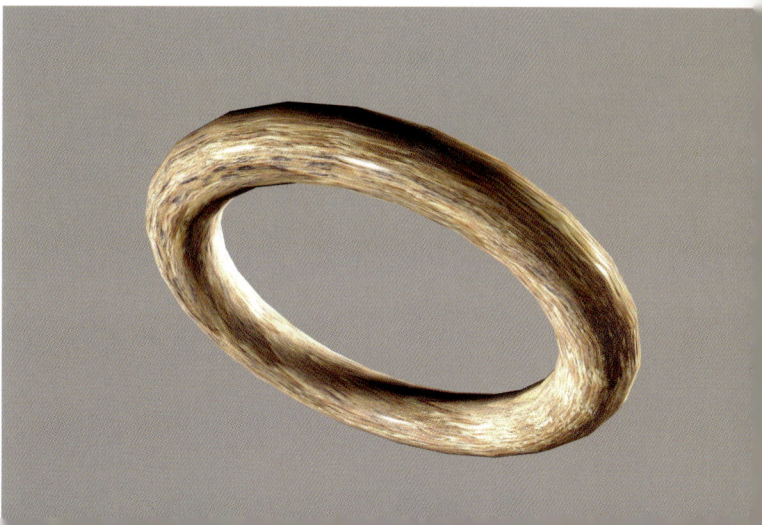

加里曼丹沉香碗（三维复原色彩图）·印尼

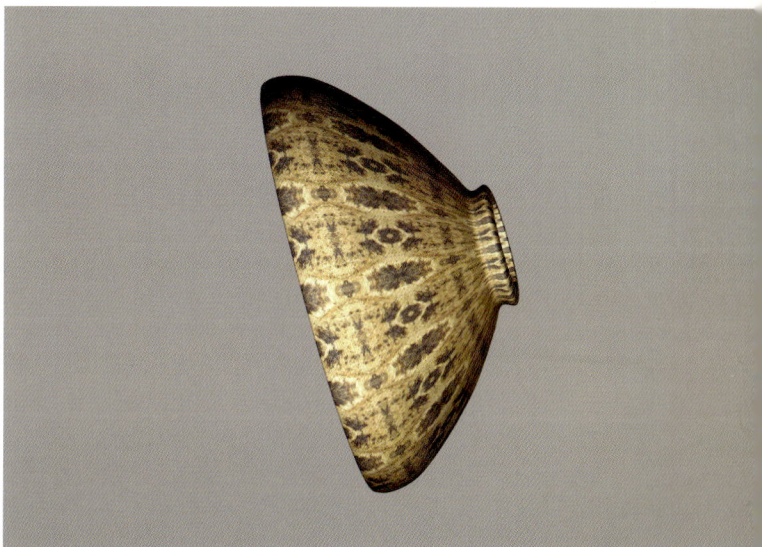

会安 90％ 沉香镯（三维复原色彩图）·越南

四、日常维护

收藏到沉香，第一步是进行测量，对沉香的长度、高度、厚度等有效数据进行测量。目的很明确，就是对沉香进行研究，以及防止被盗或是被调换。从拍照上看，第二部是进行拍照，如正视图、俯视图和侧视图等，给沉香保留一个完整的影像资料。沉香收藏当中很多机构，如博物馆等，通常给其建立卡片。卡片上登记的内容有名称，包括原来的名字和现在的名字，以及规范的名称；其次是年代，就是这件沉香的制造年代、考古学年代；还有质地、功能、工艺技法、形态特征等的详细文字描述。这样，我们就完成了对古沉香的收藏。但如果是私人收藏，很有可能会省略掉这项工作。收藏沉香的机构，如博物馆通常在测量、拍照、卡片包括绘图等完成以后，还需要入国家财产总登记账。通常账册有藏品的总登记账和分类账两种：总登记账要求是必须建立的，一式一份，不能复制。主要内容是将文物编号，有总登记号、名称、年代、质地、数量、

芽庄沉香随形盔状摆件·越南

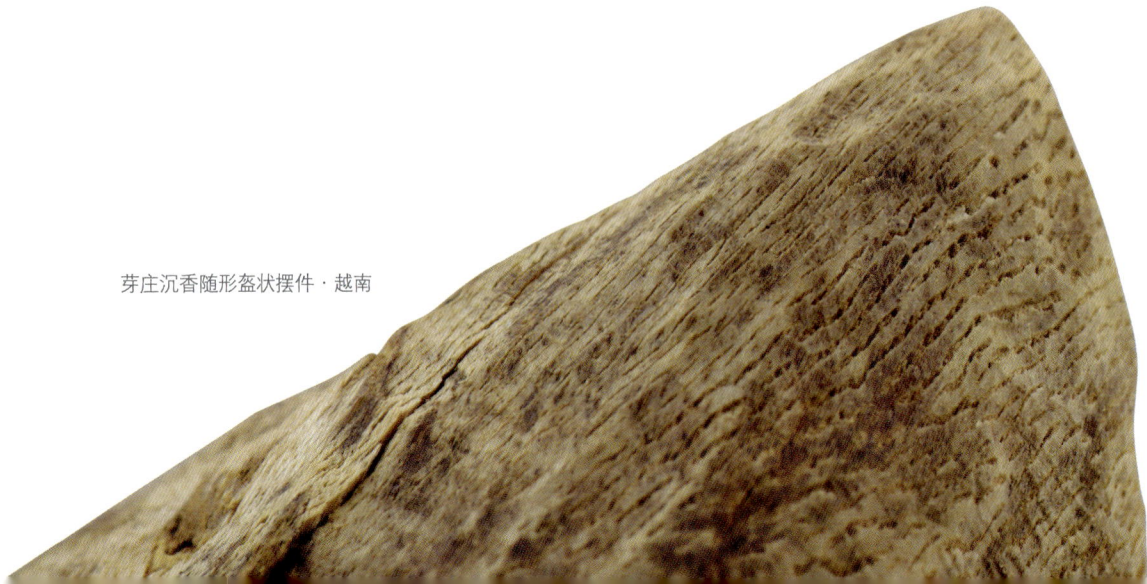

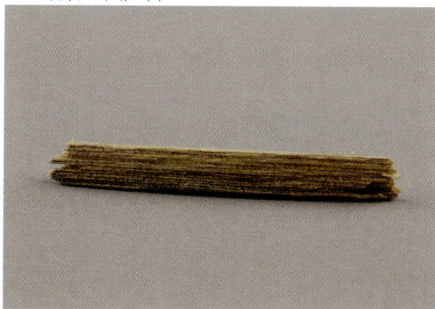

加里曼丹沉香碗（三维复原色彩图）·印尼

尺寸、级别、完残程度，以及
入藏日期等。总登记账要求有电
子和纸质两种，是文物的基本账册。
藏品分类账也是由总登记号、分类
号、名称、年代、质地等组成，以备查阅。
但对于普通的收藏者而言，可能就不需要
这些。由于收藏的沉香非常少，可以根据数量而决定有无必要性建
立账册。从防止磕碰上看，沉香保养防止磕碰是一项很重要的工作。
因为沉香质地较软，掉在地上很容易摔裂，一般情况下都是独立包装，
避免同其他器皿碰撞。从防止划伤上看，沉香在保养中应注意防止
划伤。一般的金属锐器都能在沉香上划出伤痕。从相对湿度上看，
一般情况下沉香的相对湿度应保持在 50% ～ 70% 之间，不能太干燥。

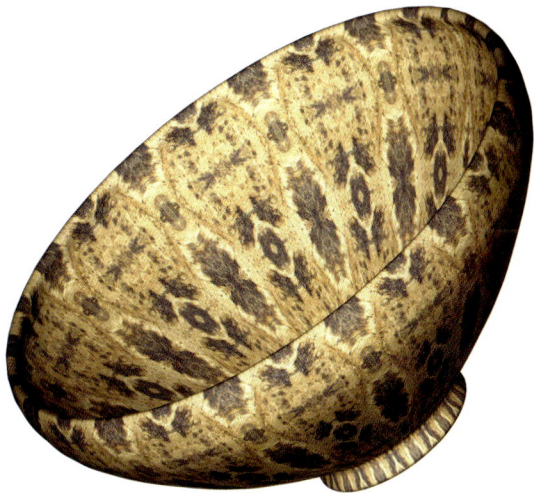

加里曼丹沉香把件·印尼

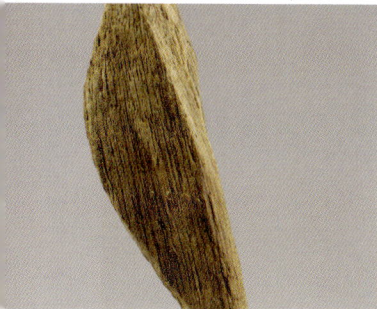

人工沉香·国产料

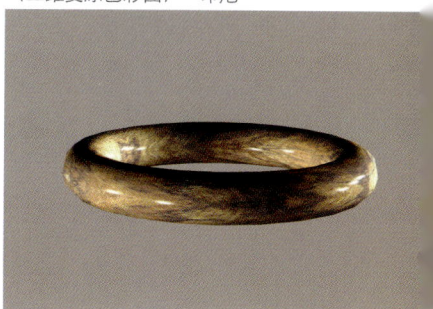

伊利安沉香镯
（三维复原色彩图）·印尼

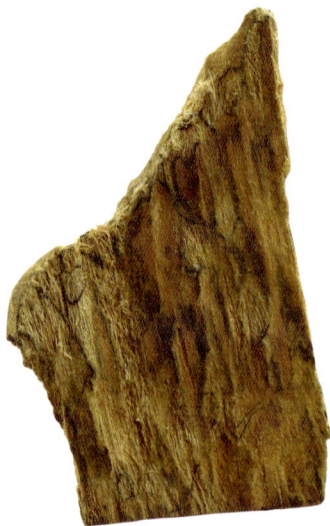

伊利安沉香·印尼

第四节　市场趋势

一、价值判断

1. 研究价值

（1）历史载体。沉香的形成需要数百上千年的时间，本身来讲就具有相当长的历史时期，见证了岁月的沧桑风雨。再者，古代沉香制品的历史也是比较长，汉代就有见，唐宋以降，直至明清，特别是明清时期的沉香传世品很常见。各种各样的造型承载了当时工匠的所思所想，承载着众多的历史信息，具有极高的研究价值，影响深远，是今天剥离历史的重要依据。

（2）工艺研究。沉香无论古代还是当代都十分珍贵，有着相当高的价值。所以，工匠们对于沉香的制作特别讲究，基本上代表了各个时代最高的工艺技术水准，有着隽永的外形，凝烁的纹饰，优良的材质，同时期流行的色彩，最诱人的香韵，代表性的工艺与规整，等等，对于工艺研究有着极为重要的价值。

野生沉香·进口料

加里曼丹沉香·印尼

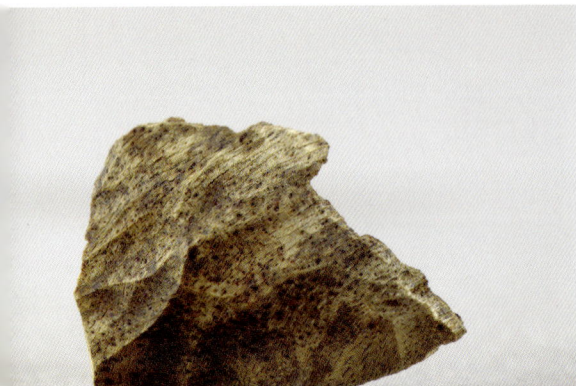

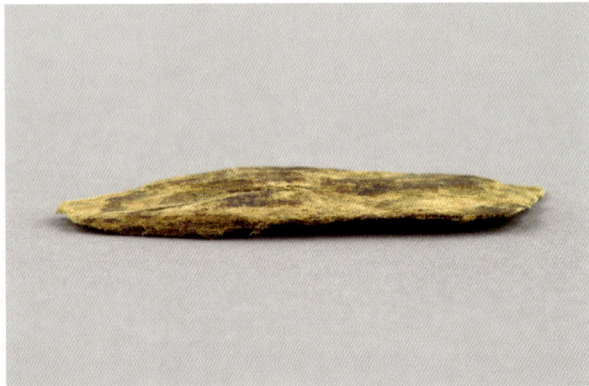

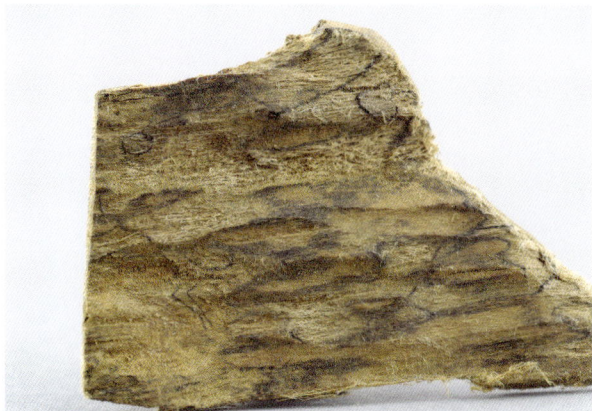
伊利安沉香·印尼

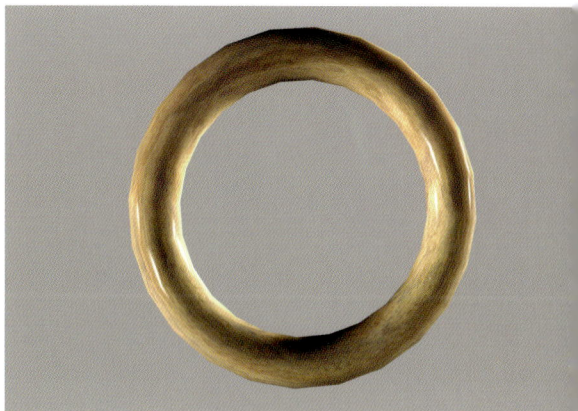
伊利安沉香镯（三维复原色彩图）·印尼

2. 艺术价值

（1）内敛艺术。沉香在表面上形同枯木，但在艺术上的成就极高。沉香的温润以及给人们的视觉冲击力很大，体现出了人们最为内敛的心。多数沉香都是精美绝伦，艺术价值很高，大有只可意会不可言传之意。

（2）选材艺术。沉香制品在选材上几乎无一例外的都是极尽心力。沉香的材质本身各种各样，形状也最为复杂。再没有一种材质在造

伊利安沉香执壶（三维复原色彩图）·印尼

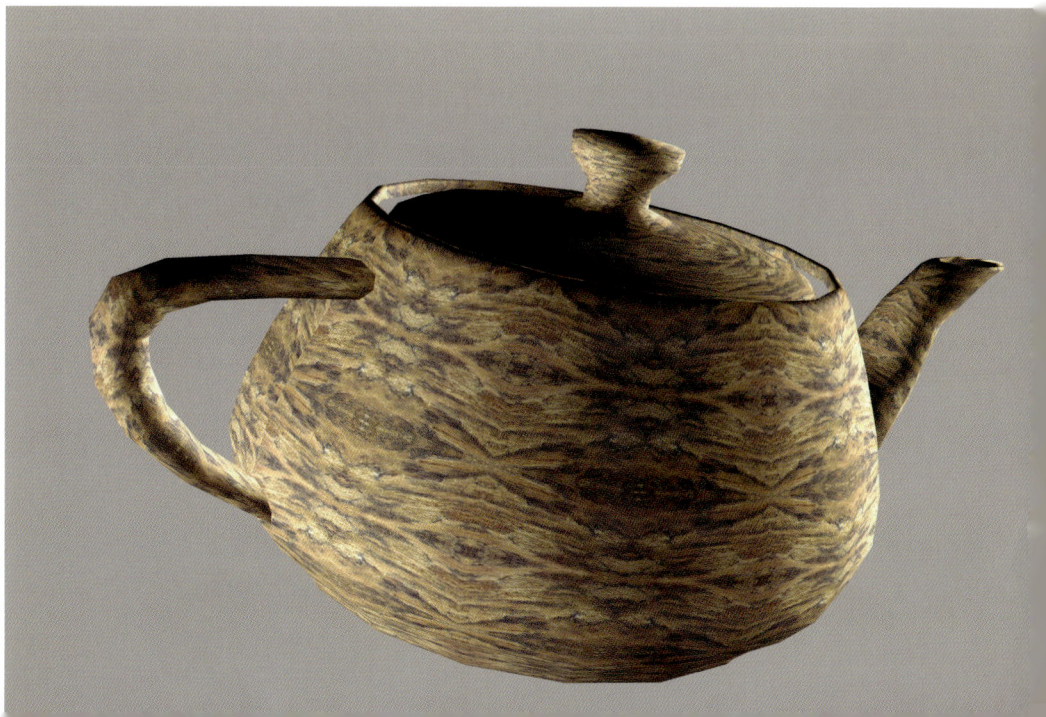

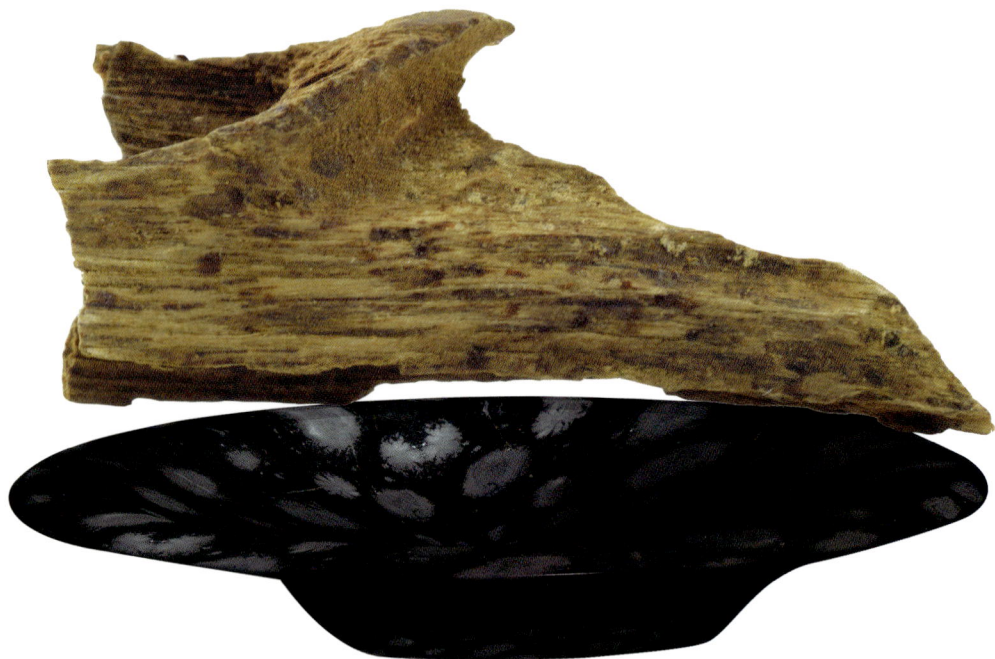

会安 90% 沉、宋油滴釉瓷碟（三维复原色彩图）

型上有沉香神

奇了，不做修饰形状

各异，给人以无限想象的空间。有的形同山子，有的形同生肖，惟妙惟肖。而沉香作品就是在这些原始造型之上稍作改动，含巧夺天工之韵，如顺着一个形同高僧的造型雕刻一尊佛像等。加之，人们对于沉香一丝不苟的态度，无论是古代还是当代，沉香都达到了相当高的水平，给人以无限的艺术享受。

（3）纹饰艺术。沉香以纹饰取胜，许多沉香之上都有纹饰。纹饰多以简洁为主，寥寥几笔就可以勾勒出万千世界。以写意为主，写实为辅，每一个笔道都是线条流畅，构图合理。这种装饰纹饰的方法一直持续到当代。而由纹饰我们可知工匠的所思所想，进而可以剥离出众多的历史信息。因为它具有很高的艺术价值，是历代艺术家取之不尽的源泉。

总之，沉香在艺术价值上成就极高，特别是当代沉香已由过去的帝王将相的专享走向市井，成为普通人欣赏的艺术品。沉香同时也必将成为中国艺术史上最重要的元素之一。

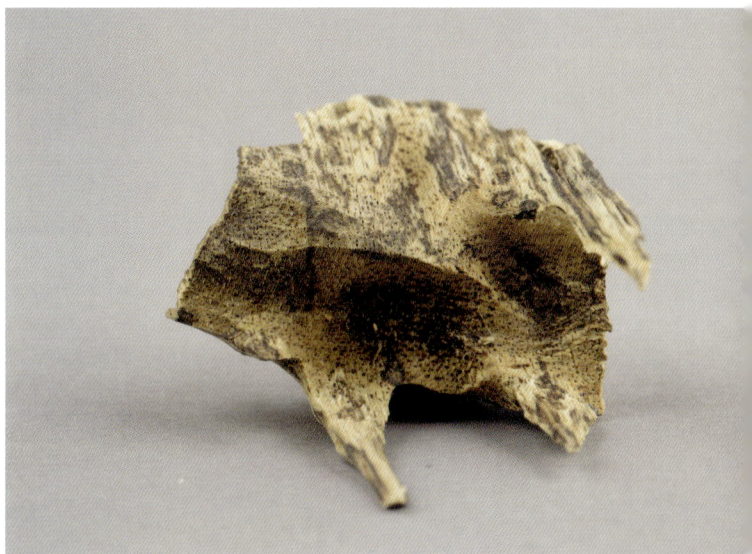

伊利安沉香摆件·印尼

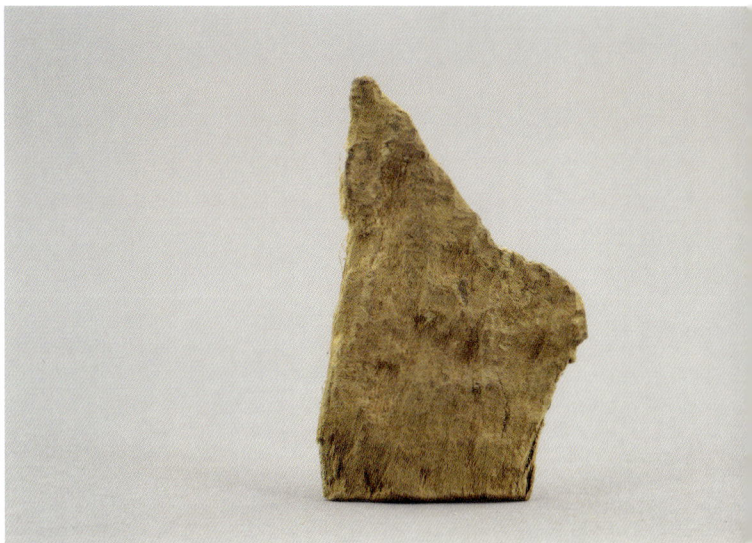

芽庄沉香随形摆件·越南

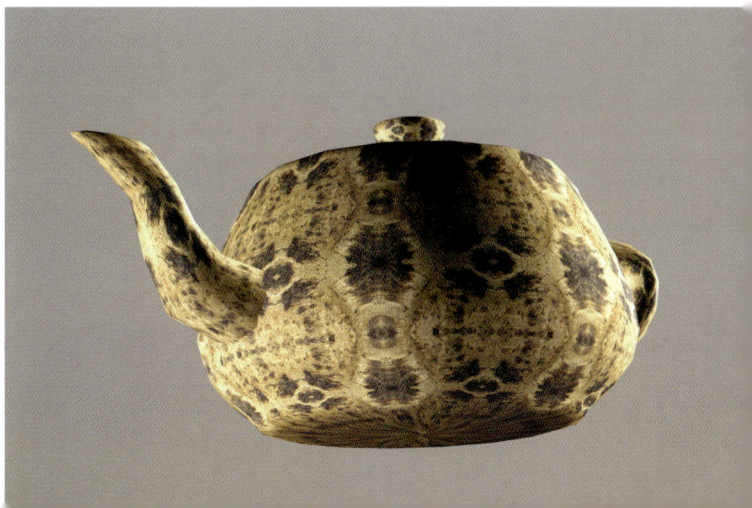

加里曼丹沉香执壶（三维复原色彩图）·印尼

3. 经济价值

沉香的研究价值、艺术价值、经济价值互为支撑，相辅相成，呈现出的是正比的关系。研究价值和艺术价值越高，经济价值就会越高；反之经济价值则逐渐降低。另外，沉香还受到"物以稀为贵"、产地、品种、是否沉水等诸多因素的影响。其次就是品相，经济价值受到品相的影响，品相优者经济价值就高，反之则低。总之，影响经济价值的因素，还有很多，如磕伤、磨毛、失香等，都会对沉香的经济价值造成影响。具体情况，我们在收藏时可以慢慢体会。但显然，沉香的经济价值需要综合判断。

伊利安沉香镯（三维复原色彩图）·印尼

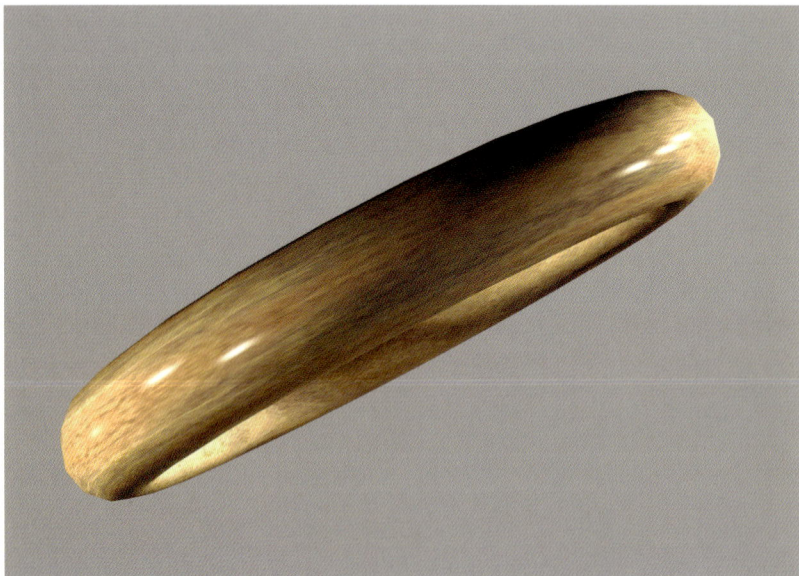

顺化沉香碗（三维复原色彩图）·越南

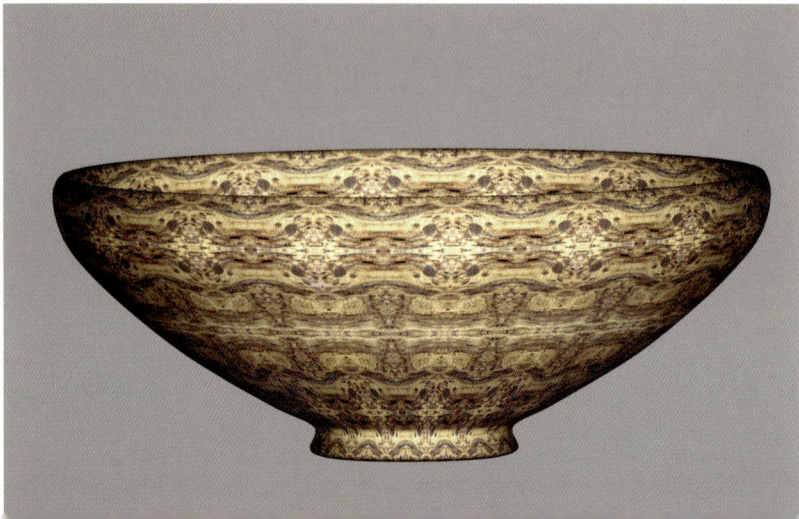

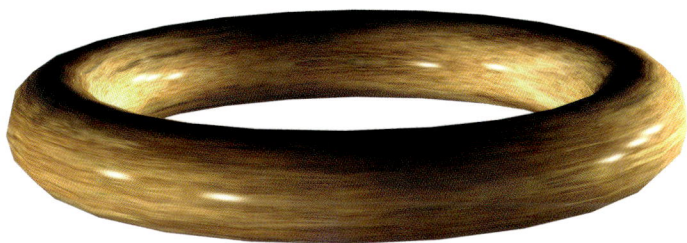

伊利安沉香镯（三维复原色彩图）·印尼

二、保值与升值

沉香在中国有着悠久的历史，在汉唐时期就使用沉香，宋元以来，明清为盛，当代人们更加趋之若鹜。沉香为众香之首，众人所求，有着深厚的文化底蕴，加之其稀缺性的特征，沉香的保值、升值功能已经成为必然。

从历史上看，沉香是一种盛世的收藏品。在战争和动荡的年代，人们对于沉香的追求夙愿便会降低，起码从价格上是这样。盛世，人们对于沉香的情结就会高涨，沉香会受到人们追捧，加之沉香奇缺的特点，其价格自然会日盛一日。近些年来，股市低迷、楼市不稳有所加剧，越来越多的人把目光投向了沉香收藏市场，在这种背景之下，沉香与资本结缘，成为资本追逐的对象，高品质沉香的价格扶摇直上，升至数十上百倍，而且这一趋势依然在迅猛发展。

顺化沉香执壶（三维复原色彩图）·越南

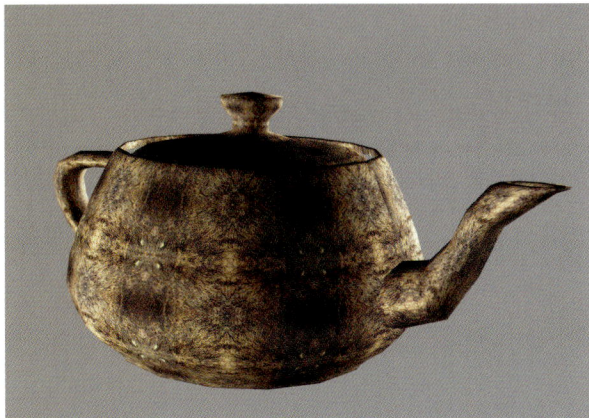

伊利安沉香执壶（三维复原色彩图）·印尼

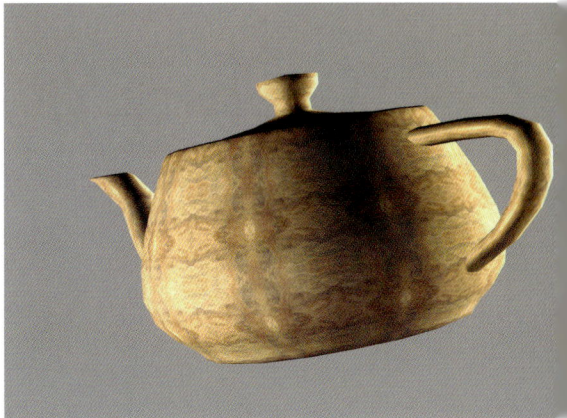

从品质上看，沉香品质对于沉香保值与升值的功能影响是决定性的。其中，品质的分界线是野生和人工沉香的根本区别，野生沉香是人们心目中的沉香，所有的沉香特性来自于野生；而人工沉香是否真正能够像野生沉香那样有神奇的效果，目前还不具有确定性的答案，只能拭目以待。所以，野生沉香的价格远远高于人工沉香。加之野生沉香的形成极为缓慢，因为只有在树木遭到意外，如雷击、虫蛀等之后，树木有了伤口才会逐渐凝结树脂，直至沉香的形成。所以，高品质沉香可以说是吸收天地日月之精华而成，它的形成时间不可预估。

从产量上看，野生沉香的数量极为稀少，且野生沉香中的高品质沉香的产量更是有限。目前，我国野生上百年的沉香树保守估计不过百棵。越南的野生沉香树数量更少，几近濒危，产量极为有限。所以，全世界高品质沉香的产量每年不会超过上百公斤。因此，从产量上看，沉香具备了"物以稀为贵"的商品属性，具有保值、升值的强大功能。

从损耗上看，沉香的损耗特别大，越是好的沉香，越有可能损耗。沉香虽然珍贵，但在一些时候，人们还是会选择焚香，也会选择药用等，这样沉香便会有一个很大损耗。但是沉香的生成期真的很慢，数百上千年的岁月才产出那么一点沉香，所以供大于求的局面对于沉香而言长期存在，这样就会显得"物以稀为贵"，而这些必将全部在价格上表现出来。因此，文物级别沉香的价格贵到任何程度都不奇怪。

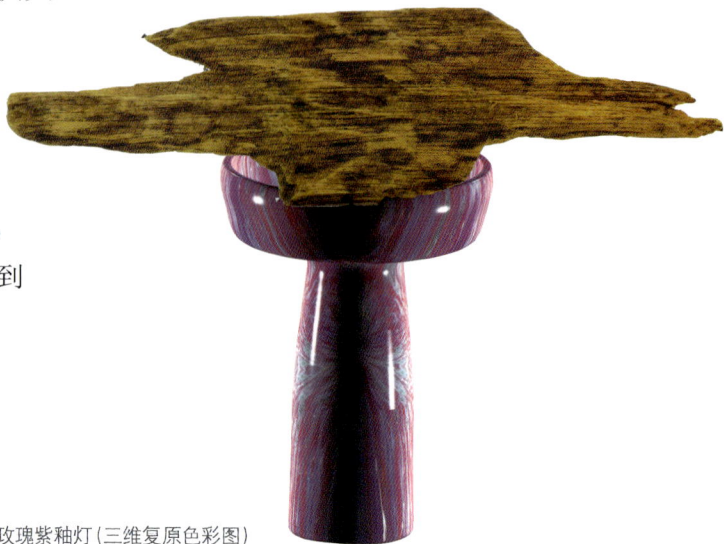

加里曼丹沉香、钧瓷玫瑰紫釉灯（三维复原色彩图）

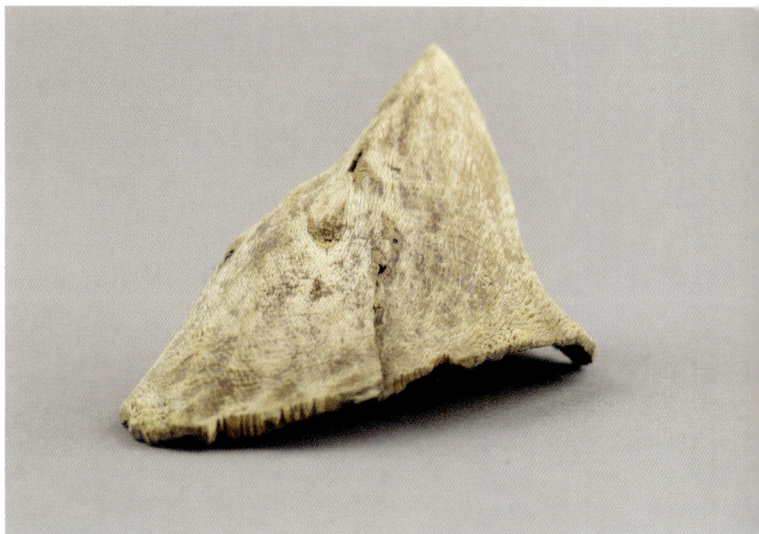

芽庄沉香随形摆件·越南

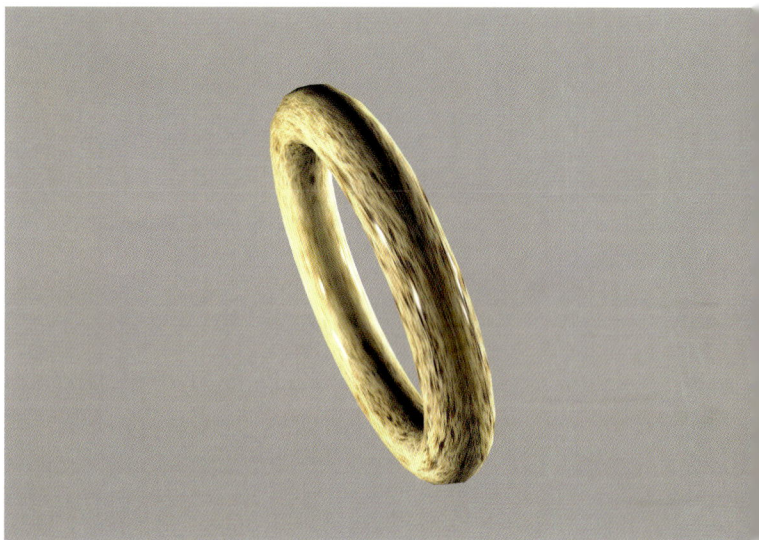

伊利安沉香镯（三维复原色彩图）·印尼

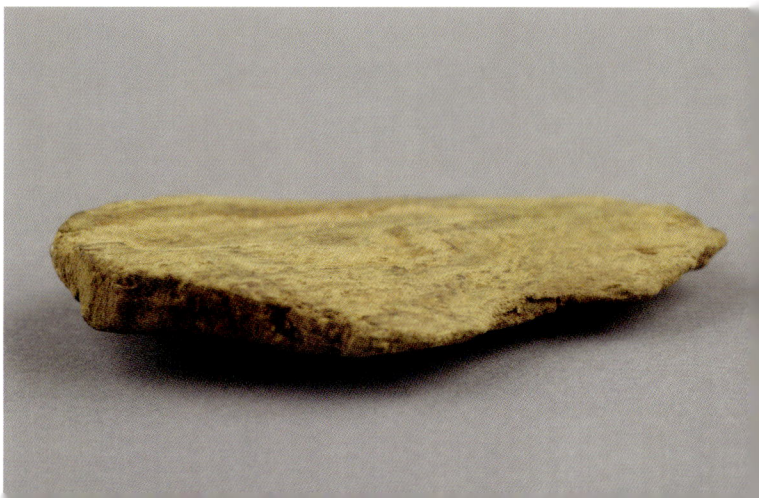

伊利安沉香摆件·印尼

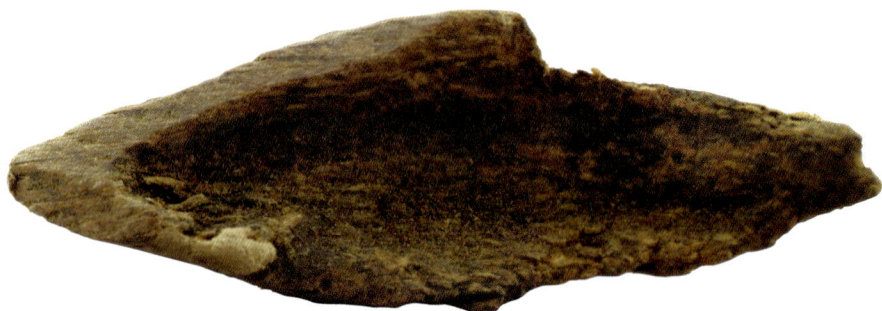

加里曼丹沉香摆件（90％沉）·印尼

沉香的价格在几十年前只有几十元，上百元，而且是可以买到顶级的沉香。但是这个价格在今天已经翻了上百倍，最普通品质的沉香每克也需要几十元，高品质的沉香价格在几千到的几万元每克，真正成为了"寸香寸金"。当然，并不是所有的沉香都值钱。有一个很奇怪的现象，就是普通的沉香，如人工种植的药店内的沉香，据调查人员反映销量很小，价格也不贵。看来，所谓沉香的传说，是人们所追求的顶级沉香。

但是，顶级沉香总量损耗却十分严重。一是作为熏香和线香消耗掉了一大部分，目前沉香已经成为一种表明身份地位的象征，很多超级富豪在会客时喜欢点燃沉香，有的一次就会消耗几万到几十万元的沉香；二是在国外，中东地区很大一部分是用在了宗庙、礼拜上，很多高品种的沉香由于宗教的需要而被烧掉了。总之，顶级沉香的产量越来越低，而消耗却是越来越大。人们出于各种各样的需要，在不断损耗着珍贵的沉香，而这对于资本而言并不是坏事。损耗，客观上使顶级沉香的稀缺性进一步增加，沉香的保值、升值功能必将进一步增强。

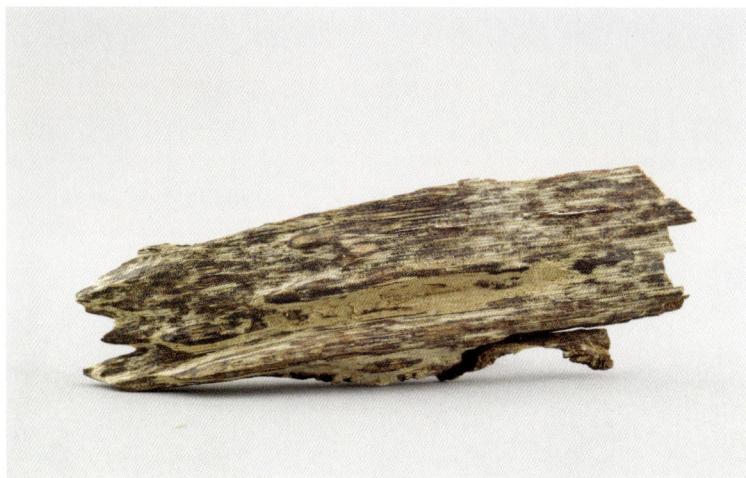

芽庄沉香随形摆件·越南

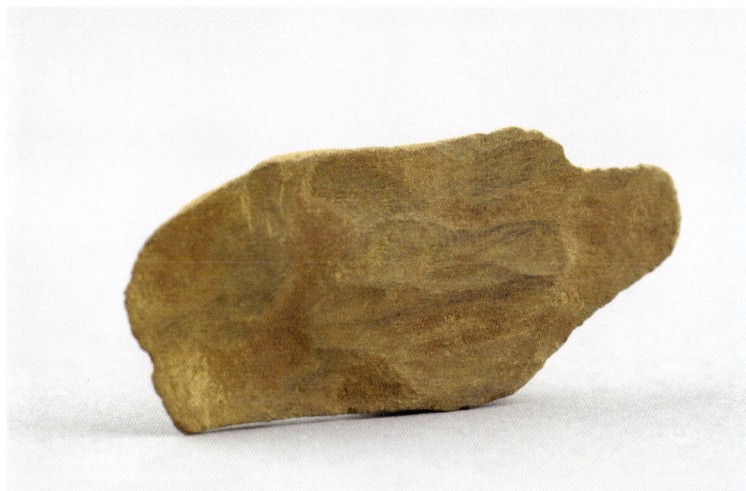

伊利安沉香摆件·印尼

参考文献

[1] 王世雄 . 沉香木如意的处理和保护 [J]. 文博，1985（1）：78.

[2] 王颖竹，马清林，李延祥 . 南京报恩寺阿育王塔出土香料溯源研究 [J]. 中国文物科学研究 ,2012（2）：87-91.

[3] 江西省文物工作队 . 明昭勇将军戴贤夫妇合葬墓 [J]. 考古 ,1984(10): 927-928.

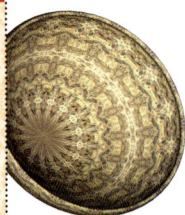